人體經絡
自癒手冊

路新宇／著

徒手疏通易堵穴位，輕鬆調理百病

放下目的和企圖心，
溫柔地與身體對話，
默默接受身體的任何反應，
靜靜等待它的任何變化。

—— 路新宇

學會「經絡處方」，健康不外包

—— 梁冬（《黃帝內經說什麼》作者）／戊戌年立冬

正安文化宣導「健康不外包」，透過適當的學習，人人都可以掌握呵護健康、遠離疾病的能力，所以，正安文化搭建的學習平台希望「賦能予人」。

2014 年，路新宇醫師在正安文化開設「經絡課」。非醫學專業人士能否將健康掌握在自己手裡呢？他的理解是，要放下與疾病對抗的念頭。念頭決定行為。

當今的醫療模式，不論患者還是醫者都已習慣以疾病為導向，但傳統中醫卻是以重建身體內在和諧為導向的，這就決定了「治療」模式的不同。

以疾病為導向，醫者想的是怎麼「治服」疾病，除掉「癌腫」，患者想的是「我」怎麼那麼倒楣。

以重建身體自身和諧為導向，當身有不適時，患者會承認是自身的問題，如食飲不節、起居不規律、虛邪賊風的侵襲、情緒的焦躁等因素，導致了臟腑功能的失常。而醫者透過調理患者內在臟腑的功能，來恢復其身體的和諧，從而使不適的表現消失，甚至患者

自己改變一下過去的不良行為，疾病也就消失了。

　　路醫師的課很受歡迎，因為聽他的課，「三觀盡毀」！「經絡不要從上至下整條按，因為浪費氣血；拔罐要有的放矢、精準選穴，不要群拔，那樣做會白白耗散身體的氣血」……

　　「三觀盡毀」？是我們沒有深度思考氣血對身體的重要性，反而打著對身體好的旗號來折磨它。

　　我很贊同路醫師的觀點：溫柔地與身體對話。比如摩腹，他讓你用推毫毛的力度，用最慢的速度來操作。我們主觀上習慣了想讓身體怎麼怎麼樣，以致暴力地、有目的地對待身體，但身體同意了嗎？還不如放下念頭，讓身體徹底放鬆，恢復它的智慧（本能），也許你會與宇宙瞬間同體。

　　看路醫師的書，你會發現他喜歡將看似複雜的問題簡單化。

　　他認為經絡是臟腑的延伸，本身不是治病的，只是通道而已，因此它們的暢通是必須的。各種中醫療法的終極作用，不外乎一個「通」字。經絡暢通意味著氣血可以正常地運行，可以正常投射出臟腑的功能，間接證明身體是健康的。這讓我想起了庖丁解牛所用的那把刀，在牛身體裡的各種縫隙裡遊刃有餘，十九年依舊鋒利無比。設想一下，體內的氣血遊走身體各處，一路順暢，能量一定極少有損耗，這是活到天年的必要條件。

　　將經絡概念簡化，疏通經絡的方法也極其簡單。十二經絡有易堵塞的穴位，不通時，這些穴位會有疼痛的表現。只要你動動手，就可以隨時給自己做體檢，防患未然。

中醫治病，難在辨證，需要搜集很多身體信號，才能確定是哪一個臟腑出了問題，或是哪些臟腑之間的關係不和諧。路醫師提出的「經絡處方」將這個難點繞了過去，普通人可以不用辨證，透過疏通經絡來恢復對應的臟腑功能，讓治病這個問題馬上變得簡單了。

比如痛經，中醫辨證之後的真實原因，可能是寒凝、氣鬱、血虛等。換個角度想，如果腎氣充盈，自會驅散寒邪；肝的功能正常，何來氣鬱；脾化生氣血的功能正常，那麼就不會有血虛。所以痛經的經絡處方是疏通肝經、脾經和腎經的易堵塞穴位，恢復這三個臟腑的功能，交給身體本能去自我調節。這個「處方」在邏輯上講得通，實際效果也超乎想像。

這本書提供了四十多種家庭常見病症的經絡處方，非醫學專業人士憑此做一個「內行」的家庭保健醫生，足矣！

傳統的中醫、嶄新的思維，讓管理健康成為每個人的必備技能。

作者序

讓自己和家人健康，
才是一生最大的成就

——路新宇／2018 年 9 月

經常有朋友問我，經絡穴位那麼複雜，身為中醫小白（初學者）能學會嗎？我說：「能否學會不在於老師，而取決於你想學到什麼程度。我相信願力！」

有了願力，再加上學習和實踐，非醫學專業人士一樣可以學會中醫。

學習中醫有什麼好處？因為我們只有學會覺察到身體「未病」的狀態，才可能動手把疾病消滅在萌芽中，不會任其長成「已病」，以至於四處求醫，飽受不能替自己身體做主的痛苦和無奈。而對於「已病」的自己和親人、朋友來說，我們完全可以運用自己掌握的中醫經絡知識，來為自己開「經絡處方」，以疏通經絡，增強排病能力，加速痊癒。

沒有夢想，就好比沒有目的地，所有的行動都不知道方向，做的是無用之工。成就夢想需要動力，只要身體的不適足夠痛，對中

醫的愛足夠深，不論什麼專業、不管有無基礎，肯定可以學會中醫。

2007 年 8 月，我確定將傳播中醫養生知識做為畢生努力的方向。不久後，我在一次牙痛時，無意中發現默默無聞的大腸經手三里穴是經絡的易堵塞穴位，進而幸運地找出十二經絡都有這樣易堵塞穴位，如此一來，非專業人士在保養身體時就能有的放矢了。後來，我慢慢開始講課，將中醫普及化，一路走來，好像是冥冥之中的安排，其實都是最初那個一剎那念頭的指引。

不要迷信所謂的「權威」與「藥物」，實踐自會出真知。孔子說：「學而時習之，不亦說乎？」佛家講：「信、願、行。」研習中醫最容易體會到這個過程——學習、實踐、印證、感悟、昇華。

實踐中醫之法很容易，先從自己的家人做起，比如我妻子腿抽筋，點揉一次承山穴就搞定了；孩子小時候發燒，正好實踐「吮痧」，結果我家小朋友沒用過抗生素……

要學好中醫，一定要讀經得起時間和歷史檢驗的經典，比如《黃帝內經》、《傷寒論》、《金匱要略》、《神農本草經》。

我發現，不學習這些經典，就不會打下堅實的基礎，掌握再多的奇招妙法，也如空中樓閣，難以靈活應用。比如，《黃帝內經·靈樞·經脈篇》說：「經脈者，所以能決死生，處百病，調虛實，不可不通。」有些朋友自從疏通十二經絡後，某些病痛意外消失了，而原理就來自這句話。中醫的技法多樣，可是認真思考，發現最終的作用都落在一個「通」字上面。

因為對古文不求甚解，以致我們閱讀古代中醫經典的時候難免有心理障礙。我的經驗是打開書，靜下心來朗讀，慢慢體會古人的智慧。比如《黃帝陰符經》，只有三百多字，第一句話：「觀天之道，執天之行，盡矣。」十個字，所有的道理都講清楚了。

讀經，會讓我們向聖人靠近，而「混跡」於聖人的朋友圈，何樂而不為！

功夫是怎樣練成的？目標明確，持續實踐，時間累積。很多人調理身體時追求立竿見影的效果，這個想法沒錯，但是希望晚上種下一顆種子，第二天早晨推開窗就已經碩果累累，這有可能嗎？調理身體時，我們容易高估短期的努力，卻低估長期的持續。一個月記下 361 個穴位並靈活應用，這是天才，但大多數人並非天才。不過，如果我們持續每天記一個對自己有用的穴位，一年後就能夠銘刻在心，胸有成竹了。

另外，我覺得學習、踐行中醫，更應該落實在生活行為中，持續「飲食有節、起居有常、不妄作勞」，應用中醫經絡之法來防患未然，用實際行動去慢慢幫助自己和身邊的人。

我不聰明，有時還挺笨拙；我不勤奮，為生計奔忙，難以保持每天學習；我不認真，缺乏鑽研精神。但我自己都沒想到，在研習中醫，奔赴健康的這條路上，我竟然快樂地持續了下來。

本書的內容是我用了九年多的時間實踐總結出的心血，是我授課的內容，這個內容系統地講解超過 50 次。我相信閱讀本書的朋友，不管您是不是醫學專業人士，只要抱著一顆助己助人的熱心腸，持續實踐老祖宗傳下來的經絡養生袪病之道，一定會成為全家人健康的守護者。我可以，您也一定行！

　　感恩十年來因中醫而結緣的各位老師和朋友！感謝聽我分享中醫知識的每位學友！

　　信中醫！用中醫！愛中醫！

目錄

推薦序 學會「經絡處方」，健康不外包——梁冬 003
作者序 讓自己和家人健康，才是一生最大的成就 006

第一章 徒手通經絡，
快速增強人體自癒力

打通經絡，就能恢復人體的自癒本能 016
經絡經過哪裡，就能調理該處的疾患 018
經絡是五臟六腑的鏡子 019
經絡中的易堵塞穴位 023
審身體微恙，就能徒手調理百病 026

第二章 中醫七大外治法

外治法的目的都在打通人體經絡 030
刮痧：驅寒排毒的首選 032
拔罐：可調理大部分慢性疾病 036
針刺：對氣血深層次的導引 041
艾灸：解決身體長期虛、虛胖、
　　　寒濕重的問題 043
導引：透過六字訣、太極拳等方法，
　　　讓身體氣通血暢 046
按摩：按、壓、揉、推、撥、搖、抖、
　　　扳、盤、運 047

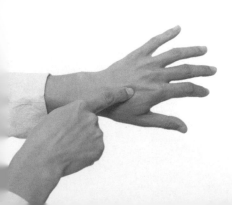

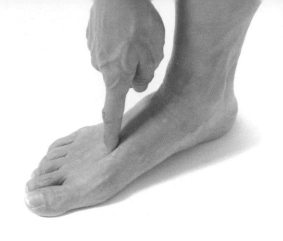

第三章　日常強身健體法

腹常輕摩：喚醒五臟的強大自癒力　052
手常抓握：養肝強筋　055
常捏小腿：減緩衰老，走路有力不抽筋　057
耳常搓：補腎補腦，耳聰目明　059
肛常提：提高生殖系統功能　061

第四章　身體常見毛病的經絡調理法

常見疼痛　066

牙痛／偏頭痛／後頭痛／前額痛／巔頂頭痛／頭痛
如裹／肩周炎（五十肩）／坐骨神經痛（腰突）／
急性腰部扭傷疼痛／膝關節腫痛／痛風

消化系統疾病　091

口臭／打嗝／厭食／胃病／便祕、便溏／痔瘡

耳鼻喉科疾病　106

單側耳鳴／耳鳴／鼻炎／流鼻血／慢性咽喉炎／
口腔潰瘍

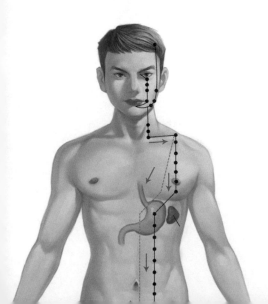

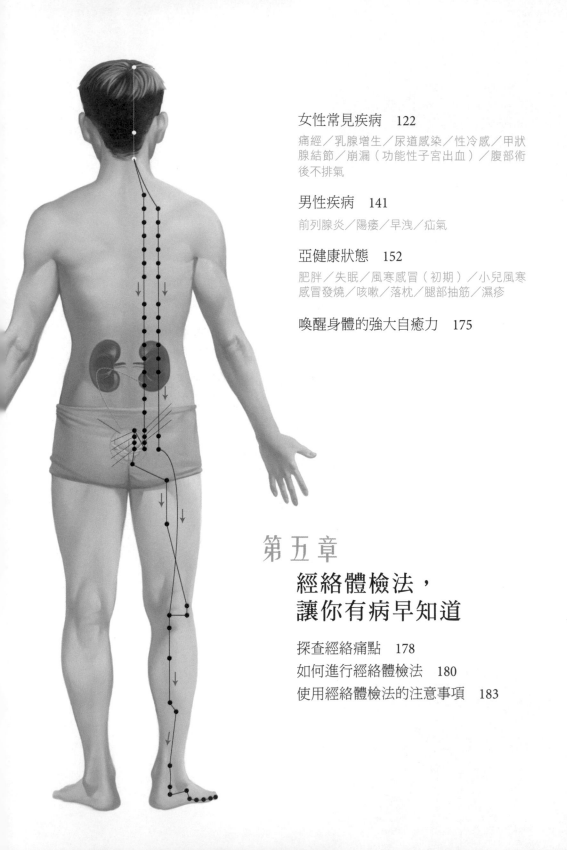

女性常見疾病　122

痛經／乳腺增生／尿道感染／性冷感／甲狀腺結節／崩漏（功能性子宮出血）／腹部術後不排氣

男性疾病　141

前列腺炎／陽痿／早洩／疝氣

亞健康狀態　152

肥胖／失眠／風寒感冒（初期）／小兒風寒感冒發燒／咳嗽／落枕／腿部抽筋／濕疹

喚醒身體的強大自癒力　175

第五章

經絡體檢法，讓你有病早知道

探查經絡痛點　178

如何進行經絡體檢法　180

使用經絡體檢法的注意事項　183

第六章 十二經絡體檢法實作指南

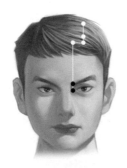

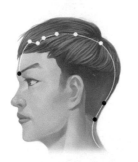

疏通**肝經**，讓身體每天有用不完的力氣　190

疏通**肺經**，增強身體的呼吸功能　199

疏通**脾經**，有效減緩衰老　207

疏通**心包經**，讓壞情緒離開你的身體　218

疏通**三焦經**，促進人體代謝正常　226

疏通**腎經**，減緩人體的衰老　237

疏通**膀胱經**，讓身體「最大的排毒通道」
　暢通無阻　248

疏通**胃經**，養好身體的後天之本　261

疏通**膽經**，為其他臟腑提供能量　269

疏通**心經**，清除心臟發病隱患　281

疏通**小腸經**，保護心臟，改善頸肩疾患　291

疏通**大腸經**，讓人體排泄正常　302

後記　願人人身心都有大福報　311

第 一 章

徒手通經絡，
快速增強人體自癒力

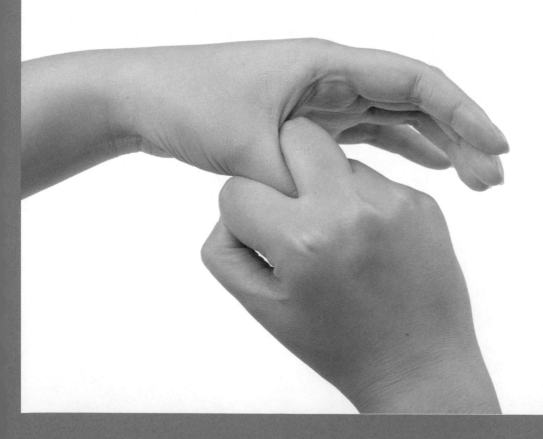

● 打通經絡，就能恢復人體的自癒本能

● 經絡經過哪裡，就能調理該處的疾患

● 經絡是五臟六腑的鏡子

● 經絡中的易堵塞穴位

● 審身體微恙，就能徒手調理百病

打通經絡，就能恢復人體的自癒本能

什麼是健康？《黃帝內經・素問・上古天真論》是這樣描述的：「是以志閑而少欲，心安而不懼，形勞而不倦，氣從以順，各從其欲，皆得所願。」

在古人看來，一個健康的人志向堅定，不追求不切實際的欲望，心定神足，沒有什麼畏懼，雖然身體勞累，但心裡卻不覺得疲倦。

人為什麼會生病，除了先天的不足，以及外在細菌、病毒的傷害，更多來自於對欲望的過度追求，不是嗎？短短的一生中，我們需要的不多，想要的真的太多。

很多慢性疾病為什麼遷延不癒，與我們身心的分裂有極大關係。

由於對未來不確定之事的擔憂，對過去苦痛之事的恐懼，很多人以為只有獲得更多的物質和地位才能安心，於是疲於奔命。《心經》說：「心無罣礙，無罣礙故，無有恐怖，遠離顛倒夢想。」念頭少、欲望小，對過去、未來不憂慮，心中雜念少了，身體氣血的消耗自然也會少。

我從事中醫普及工作，偶爾會有連續三天的課程安排。對此，

有的學員問我：「您站著講三天，不累嗎？」我回答：「宣講的是健康知識，大家聽得歡喜，給我的讚許和掌聲就是一種能量，讓我充滿力量。站了三天，除了腳後跟有點累，全身很舒服。」這就是「形勞而不倦」。

什麼叫「氣從以順，各從其欲，皆得所願」？從精神層面上來說，指的是任何時候，事情做得很圓滿，心情很輕鬆，心裡沒有什麼堵著的東西，這樣就能氣從以順。

「各從其欲」就是在「氣從以順」的情況下，你的五臟六腑均能正常發揮各自的功能，確保身體正常的運轉，心裡所想都能實現。

中醫認為，只有保持經絡通暢，氣才能在身體裡自在地運行，讓身體的臟腑處在和諧的狀態。

什麼是「自癒力」？人們常說，服用某種藥物或保健品可以提高機體的「自癒力」。其實，只要疏通經絡，人的身體自會「氣從以順，各從其欲，皆得所願」。 自癒力不需要靠外來的東西來提高，我們要做的是保持全身經絡的暢通，恢復人體的自癒本能。

經絡經過哪裏，就能調理該處的疾患

　　《黃帝內經》講「經脈所過，主治所及」，指的是在人體某條經絡路線上發生的問題，都可以透過疏理這條經絡的易堵塞穴位來解決。正所謂「通則不痛，痛則不通」。

　　換句話說，按照「經脈所過，主治所及」的理論，可以減少辨證的煩惱。例如痛經，辨證發現可能是由氣滯血瘀、氣血兩虛等多種因素引起的，但不論何種原因，從臟腑功能和經絡循行路線來看，都與肝、脾、腎的失常狀態有關，所以疏通肝經、脾經、腎經，對於恢復肝、脾、腎的功能，必然有令人驚喜的結果。

　　再比如痛風，有人發作的部位在大腳趾與腳掌連接的關節處，恰恰在脾經的路線上，這時可以以疏通脾經為重點；而有的患者紅腫疼痛的部位在腳踝內側，是腎經路線，這時疏理腎經的易堵塞穴位就可減輕疼痛……

　　按照經絡處方操作，非醫學專業的朋友避免了辨證的困擾，可以在家中自己動手輔助調理疾患。當然，中醫講究整體治療，對於具體病症還是要請專業醫師當面辨證診斷，對症治療。

經絡是五臟六腑的鏡子

　　當我們真正瞭解十二經絡的堵塞點在身體的分布位置後，調理身體真的就可以事半功倍，也可以建立整體觀，不再「頭痛醫頭，腳痛醫腳」了。

　　《黃帝內經‧靈樞‧經脈》說：「經脈者，所以能決死生，處百病，調虛實，不可不通。」

　　打個比喻，經絡就像道路、像河道……如果道路擁堵，交通就會不暢；如果河道堵塞，水質就會變壞，就會造成污染等嚴重後果……

　　試想一下，如果人體內的經絡不通，就會造成氣血運行出現阻礙，養分不能布達全身，廢物無法及時清除，五臟六腑的功能就會受到很大的影響。時間長了，疾病就扎根在人體內了。

　　如今，不論大城市還是小城鎮，早晚尖峰時間都會在固定的路口塞車，而在人體內，與五臟六腑相通的十二經絡也有這樣固定的堵塞點。因為一旦臟腑的功能不在最佳狀態，經氣的運行就會異常，經絡就會在固定區域出現堵塞，這時，敲擊或者揉堵塞部位，就會

有酸、麻、脹、痛等感覺。而經過按揉、針刺、艾灸、刮痧、拔罐等中醫外治的方法，疏通這些堵塞點後，痛點就會消失，相關臟腑的功能就會恢復正常。

比如有時身體勞累過度，心臟不舒服時，按掐心經的易堵點：肘關節的少海穴，和腕部的四穴：靈道穴、通里穴、陰郤穴、神門穴，就會有痛感，這時如果我們施加按揉，待這些點的痛感逐漸消失，就代表整條心經開始通暢。心經通暢了，自然心慌、胸悶的症狀也隨之緩解了。

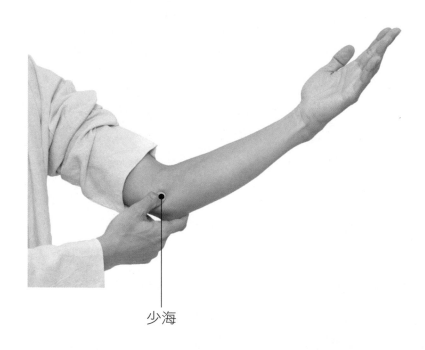

少海

心經易堵點 少海穴

又比如，我們將虎口向上，前臂微屈 45°，以手臂立起來的路線為縱向座標，另一隻手的食指、中指、無名指三指併攏，將食指放在肘關節的橫紋處，在無名指旁邊和縱向座標交會處標記一下。然後，另一隻手握拳，用指關節垂直發力，敲擊這個「標記點」，往往多數朋友在敲擊 5 ～ 10 下後，會感覺痛不可摸。

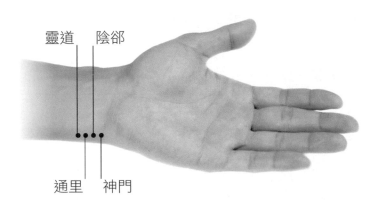

靈道　　陰郄

通里　　神門

心經易堵點 靈道穴、通里穴、陰郄穴、神門穴

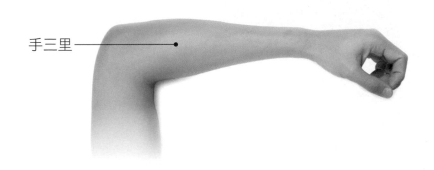

手三里

大腸經易堵點 手三里穴

這個痛點就是大腸經的易堵塞穴位：手三里穴。為什麼敲擊此處會疼痛呢？這代表你的大腸經有堵塞，肺功能有點弱，呼吸系統容易出問題，排便也不順暢。

　　這時，利用零碎時間在此處按揉2～3次，每次2～3分鐘，1～3天左右痛感便會消失，呼吸系統的小問題也得到緩解，排便功能也好了。

　　經絡就是臟腑的一面鏡子，當臟腑機能紊亂的時候，經絡也會出現各種擁堵，反之亦然。

　　所以，身體不舒服時，我們首先要檢查相關經絡的堵塞點——痛點，然後進行自我疏通。這樣一來，即使是非專業人士也能將疾病消滅在萌芽狀態，同時也增強了相關臟腑的自癒能力。

經絡中的易堵塞穴位

我是如何發現易堵塞穴位的呢？緣於一次牙痛。

2007 年冬天，我突然覺得牙痛，當時想起《四總穴歌》中的「面口合谷收」，於是自己按揉患側的合谷穴，可是沒有任何反應。我想，既然大腸經路線經過牙齒，而且我疼痛的是下排牙齒，怎麼按合谷穴卻沒有一點反應呢？於是，我順著肘關節用拳頭輕敲大腸經在手臂上的循行路線，剛敲兩下，手三里穴的位置已經疼痛難當了，而上下的穴位卻沒有反應，令人驚奇的是，我的牙痛減輕了。我又忍痛繼續敲打及按揉手三里穴，這時再按合谷穴，也出現了一絲痛感，於是我一直按揉手三里穴，十多分鐘後，牙痛就消失了。

這次經歷對我觸動太大了，讓我重新見識了中醫簡便速效的特點。

在大學跟老師學習針灸穴位的時候，我一直以為按準穴位後，會有酸、麻、脹、痛等感覺，但我牙痛的時候，為什麼按壓合谷穴沒反應，而手三里穴卻出奇地疼痛呢？這就代表經氣在手三里穴堵住了，不能傳導至合谷穴，所以它沒有反應。可是，手三里穴附近

還有上廉穴和下廉穴，為何它們也沒有痛感呢？難道說手三里穴有區別於其他穴位不同的作用嗎？

　　後來我為身邊的親朋敲打手三里穴，結果發現差不多個個都有痛感。我還發現，透過對手三里穴的刺激後，有朋友的腸道功能得到改善，排便變得正常了。（有的人即使沒有腸道症狀，但從經絡「通則不痛，痛則不通」的道理來說，按壓手三里穴會出現痛感，大腸功能多少也有一些問題，只是還沒有顯現的症狀而已。）

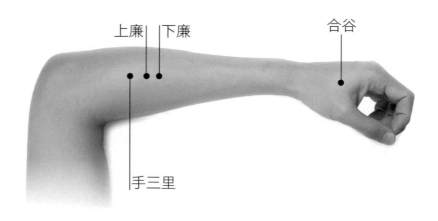

大腸經易堵點 手三里穴、合谷穴

透過以上實例，我明白了一點：只要身體存在隱患，雖然沒有明顯的不適表現，但經絡就會有反應，並以酸、麻、脹、痛等感覺告知我們。如果我們忽略身體的這種本能呼喚，病情就會往深裡發展。我想如果其他經絡也有這樣的穴位，那就應該具有普遍意義，就能夠告訴我們經氣在經絡中運行得是否順暢。於是，經過多年的摸索、整理、實踐，我逐漸發現每條經絡上都存在 2～4 個容易堵塞的穴位。

這些穴位大多分布在肘、膝、腕、踝關節附近，一旦身體出現問題（即使在身體沒有異常感覺時），敲打它們時就會給我們提供信號。目前，人體十二經絡常見的堵塞穴位是 39 個，多數朋友會有 30 個左右。

審身體微恙，就能徒手調理百病

中醫治病特別強調「審微恙」。何謂「審微恙」？「審」是透過蛛絲馬跡發現真相的意思。「微恙」是人體的小疾、小病，可能小到身體都沒有感覺。

事實上，任何疾病在發生或發作之前，都會有一個長期潛伏、持續生長的過程。好比夏季沿海地區的颱風，最開始只是南太平洋的一個「小氣團」，一路向西北方向發展，這個過程中裹挾各種能量，最終成為熱帶風暴、颱風、超級颱風，進行大肆破壞。疾病對身體的危害也是這樣的。

《金匱要略》說「上工治未病」。未病是什麼？未病不是沒病，是待在身體裡面尚未成形的病，好比是強颱風災害形成前的「小氣團」。我們探尋自己身上的經絡堵塞點，就是發現身體「未病」的一種便捷方法，這是老祖宗代代相傳下來的。

　　日常生活中，只要我們自己隨時探查經絡上的痛點，及時疏通經絡，不僅能消除身體的隱患，已經有的長期慢性疾病，也會隨著身體自癒力的提高而減輕和受到控制。這樣，我們就不會生活在對疾病的恐懼中，可以坦坦蕩蕩做自己身體的主人。

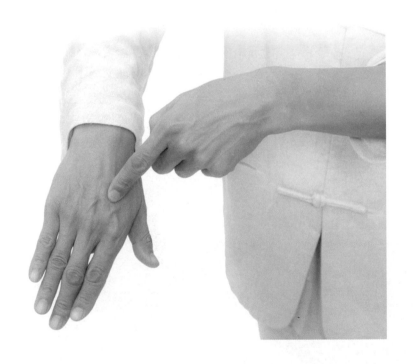

在探查到的痛點處敲揉及點按 3 ～ 5 天後，多數人的痛感會消失，這就代表經絡暢通，人體臟腑的隱患（微恙）消除了。

第二章

中醫七大外治法

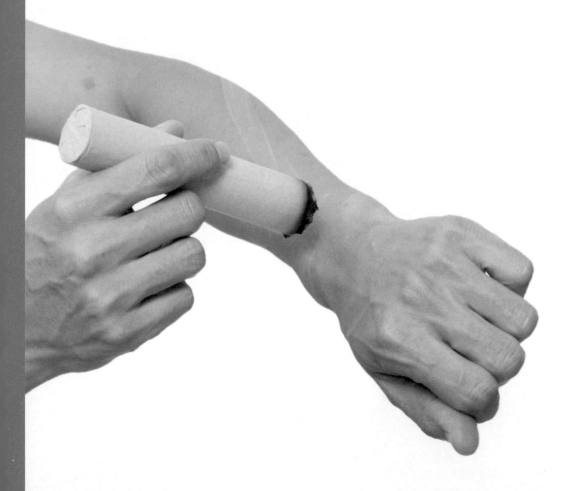

● 外治法的目的都在打通人體經絡

● 刮痧：驅寒排毒的首選

● 拔罐：可調理大部分慢性疾病

● 針刺：對氣血深層次的導引

● 艾灸：解決身體長期虛、虛胖、寒濕重的問題

● 導引：透過六字訣、太極拳等方法，讓身體氣通血暢

● 按摩：按、壓、揉、推、撥、搖、抖、扳、盤、運

外治法的目的都在打通人體經絡

　　大家在找中醫看病時，往往習慣了讓醫師開方抓藥，覺得看了病沒開藥，好像掛號費白花了，病也等於沒看。殊不知這是錯誤的。

　　事實上，開藥只是中醫多種治療手段的一種，高明的醫師會根據你身體病邪所在的層面、病勢的發展變化，採取不同的治療方法。

　　《黃帝內經・素問・陰陽應象大論》中講：「故邪風之至，疾如風雨，故善治者治皮毛，其次治肌膚，其次治筋脈，其次治六腑，其次治五臟。治五臟者，半死半生也。」

　　什麼意思呢？這是說疾病侵入人體的層次或者疾病的發展，是按照人的皮毛、肌膚、筋脈、六腑、五臟的次序進行的。

　　身為醫師，應該在疾病的早期覺察到並加以介入，這樣才能取得理想的治療效果。如果病情擴展到五臟，治療起來就比較麻煩了。

按照病邪在人體內傳遞、深入、變化的層次，中醫也發展出相對應的治療技法，如砭（刮痧）、拔罐、針刺、灸法、導引、藥物、按蹺（按摩）等。各種技法作用的病位不同，各有所長，但它們的終極目的只有一個，那就是恢復經絡暢通，保持人的身體和諧健康。

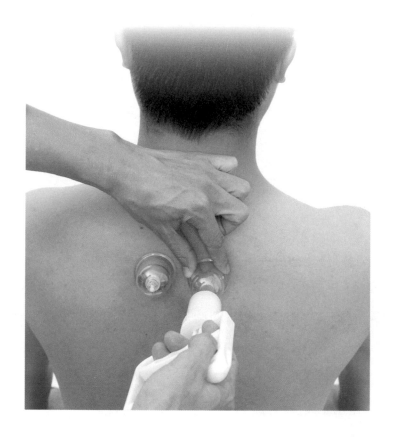

刮痧 驅寒排毒的首選

　　刮痧，是透過刮拭經絡，將體內廢物以「痧」的形式排出到體表，以促進經絡暢通，讓臟腑的功能恢復正常。

刮痧出痧的關鍵

　　第一個條件是病位在肌表。

　　比如，受了寒，開始有點打噴嚏，流清鼻涕，有點怕冷，這表示寒氣剛侵襲進身體。這時只要你沿著背頸部從上至下地刮拭督脈（脊柱）和兩側的膀胱經（身體防備外邪的第一道屏障），多數人就會有痧出來，而症狀也隨之減輕，感冒發燒的隱患就消除了。

　　如果錯過了這個時機，不久可能就會出現發燒、咳嗽、喉嚨痛、頭痛等症狀，因為外邪從肌表入裡了。

第二個條件是你身體的正氣比較充足。

刮痧時，如果你身體的正氣比較充足，輕輕刮拭，靠身體的本能力量就會將體內廢物清理出來。

請記住，為了出痧而刮痧，力量很大，不僅疼，效果也不盡如人意。其實，正確的刮痧是不疼的，而且痧不是醫者刮出來的，是透過醫者的手法引導，主要靠患者自己的氣血推出來的。刮痧的本質在於導引氣血，出不出痧，由你的身體決定。身體健康不出痧，正氣不足不出痧。

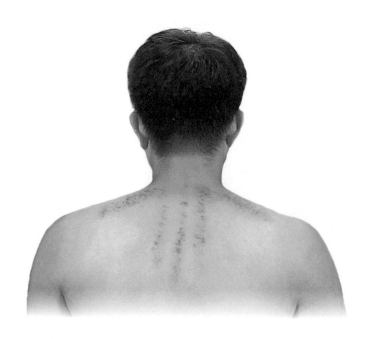

剛受了寒，在督脈和兩側的膀胱經刮痧，感冒的隱患就能徹底消除。

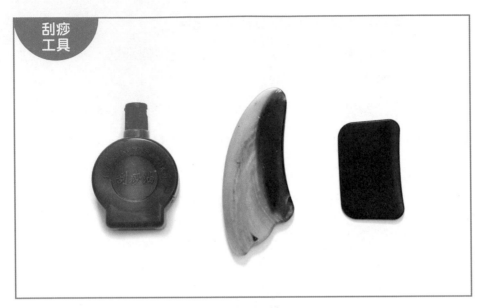

刮痧油和刮痧板

(1) 刮痧板（不必在意刮痧板的材質）、邊緣圓潤的湯匙。

(2) 刮拭時，先塗抹潤滑的介質，比如特製的刮痧油、潤膚油。此外，
廚房的橄欖油、植物油甚至清水，都可以拿來使用，以免刮拭時
弄破皮膚。

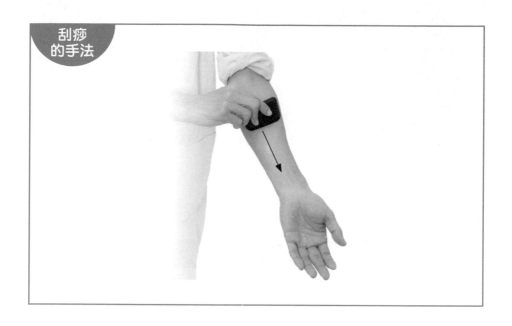

刮痧
的手法

(1) 持刮痧器具,沿經絡走向每次刮拭 3 公分,刮拭 10 ～ 20 次,直
　　到痧象沒有變化為止;再刮拭,直到沒有痧出來。

(2) 刮局部穴位時,固定一點,從上至下按照同一方向多次刮拭。

什麼樣的人不適合刮痧

注意:

心臟功能弱、患有皮膚病、懷孕、患有癌症、血小板低、紫癜、
血壓過高的人,應該由專業醫師判斷是否適合刮痧,並由他們操
作。家庭自我操作要慎重。

拔罐 可調理大部分慢性疾病

用拔罐法來深度祛瘀排毒

如果你平時身體比較虛，正氣弱，刮痧時不出痧，很有可能是病位不在肌表，而是在肌表更深處，此時可以拔罐來排毒強身。

拔罐有散除身體瘀結、加速新鮮血液流動、排出體內廢物、散寒（將寒氣清出體外）的作用。

比如你有長期的頸椎病，肩背部僵硬板結，如果刮拭半小時還沒有反應，代表病位深，氣血調動不過來。這時在後背兩側的天宗穴、肩井穴拔罐 15 分鐘，可能就有黑紫色罐痕（也可能初次拔罐沒有任何反應，第二天再拔，或者連續拔幾天，罐痕的顏色才會有變化），但持續下去，頸椎就會舒服很多。在我的經驗中，用拔罐法調理頸椎病的效果非常不錯，大家平常不妨一試。

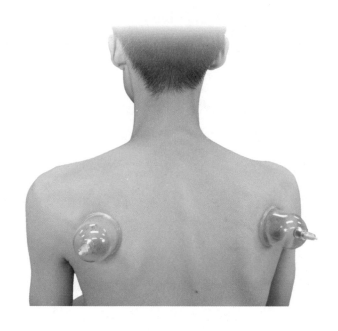

在天宗穴、肩井穴拔罐，調理頸椎病的效果非常不錯。

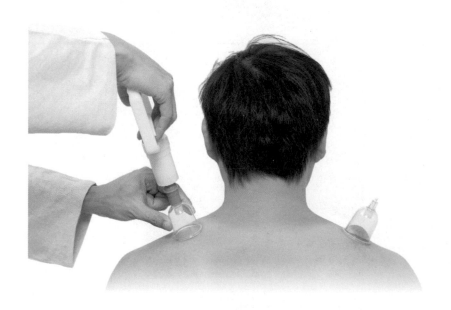

有一次，我母親感冒痊癒後，第二天早晨有些咳嗽，於是我就在她後背第三胸椎的肺俞穴（雙側肩胛骨內角旁開兩指寬）拔罐，留罐 10 分鐘，沒有罐痕。晚上再拔，顏色變暗紅。第二天晨起再拔，顏色紫暗，咳嗽減輕。第三天晨起又拔，結果出現密集的小水皰，咳嗽消失。第四天繼續拔，部分水皰破潰，流些淡紅的血水，用乾棉球蘸淨。第五天再拔，滲出幾滴鮮血，代表穴位局部恢復正常。之後，破潰的皮膚很快結痂，現在局部皮膚看不出任何變化。

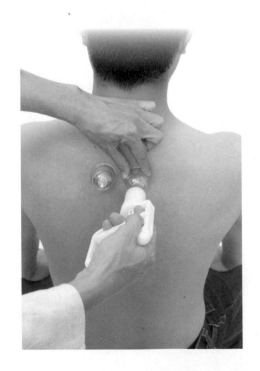

在肺俞穴拔罐，對感冒初癒後的咳嗽有很好的效果。

　　為什麼老人家有這樣的反應？前幾年，母親曾經有過晨起咳痰伴有血絲的情況，經過辨證治療、疏理經絡、配合藥物，看似痊癒了，而透過這次感冒，肺俞穴將殘存的體內廢物徹底清理乾淨了。

　　如果你平時身體虛弱，那麼比較適合在後背脊柱兩側的「背俞穴」拔罐。其實，大部分慢性疾病，都可以在相對應的「背俞穴」上來拔罐進行調理。

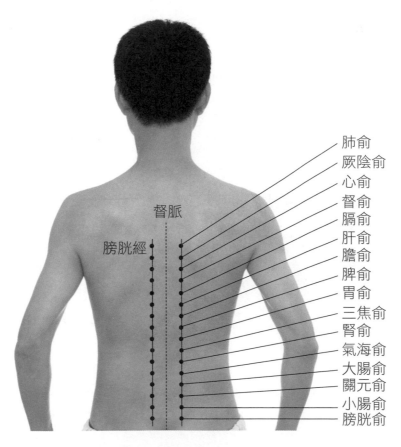

膀胱經上的「背俞穴」

平時拔罐不要超過四個拔罐器

　　使用拔罐法為自己和家人調理身體時，建議一次不要使用超過四個拔罐器，不需要全身群拔，以免無謂地消耗氣血。

　　要知道，在需要的穴位上精準操作，才是有效合理的調理方法。平常操作時，我的經驗是用抽氣槍抽氣三下，留罐 10 ～ 15 分鐘，拔兩天停一天，至罐痕消失為止。

拔罐後出皰是好事

　　有的人體態豐腴，濕氣大，拔罐後可能會出水皰，出皰是好事，是體內除濕的表現。如果水皰明顯、數量多、色白，是寒濕；如果水皰不明顯、數量較少、色微黃或渾濁，是濕熱。水皰較小、密集，可以不用處理，持續拔；水皰較大的話，需要挑破，用碘酊消毒，塗抹紫藥水。

　　女性朋友若遇到經期則不要拔（除非調理月經不調）。

　　對於某些熱證、實證，需要拔罐放血的，需要請專業的醫師來操作。

針刺 對氣血深層次的導引

　　針刺是用針深層次刺激穴位來疏通經絡，使氣血能夠正常循行，恢復臟腑本來的能力，從而針到病除。

　　我的經驗是，在痛感明顯的穴位處針刺，留針 10 分鐘，起針後再敲擊、探查，若這個穴位的痛感明顯減輕，代表氣血的運行已經順暢了。當然，病情的輕重、複雜程度，以及針灸師的水準，決定了見效的速度。

　　有一次，我妻子因走路過多，導致小腿肌肉僵硬、痠痛。當時我敲擊她小腿上方的合陽穴，輕輕三下就讓她疼痛難當了，於是我在此處進行針刺，用提插、撚轉的方式行針，得氣後留針 10 分鐘。當起針之後，再敲擊她的合陽穴，結果痛感完全消失，她的小腿瞬間輕鬆起來，這表示氣血通過堵塞「路段」，已經布散到整個小腿了。

經過這件事，我也發現了合陽穴是膀胱經的易堵塞穴位。

什麼是「得氣」呢？這是中醫針刺時的一個專業術語。針灸針刺入肌膚後，醫生要提插、撚轉，這稱為「行針」。行針的過程中，針尖與人體肌肉組織發生作用，如果出現如魚吞鉤的拉拽感，即為「得氣」。只有得氣了，調治效果才顯著。如果進針後像刺在豆腐裡一樣沒有任何感覺，效果就不理想。

請注意，對於初學者來說，針刺需要由專業醫師來操作。

艾灸　解決身體長期虛、虛胖、寒濕重的問題

艾灸能調理什麼病

　　經過多年的中醫普及化，很多朋友都懂得不少健康知識，有時提到某某病痛，人們會脫口而出：「艾灸吧！」現在，人們的飲食肥甘，又喜食大量寒涼的飲品和非當季的水果，熬夜，夏天長期使用空調、風扇，這樣的生活習慣導致越來越多人體內的寒濕較重，身體抵抗力差，很多人極易上火（口舌生瘡、咽喉腫痛等），更有甚者虛陽外越，如有血壓增高、身體虛熱、手腳涼等症狀。在中醫看來，這就是典型的陽虛（陽氣虛弱）。

　　正如著名中醫李可老先生說過的一句話：「陽虛者，十之八九；陰虛者，百不見一。」艾灸，正是專門調理身體陽氣虛弱的好方法。

　　什麼是艾灸？就是用艾絨、艾條，在穴位上以直接灸或懸灸等方式，給予溫熱刺激，隨著熱度的滲透，加速氣血在經絡的運行而達到恢復身體健康的一種方法。

所以，灸法特別適合虛證、寒證、瘀證。

如何艾灸

要在家裡為自己或家人灸時，比較方便的操作方式是用艾條懸灸：一手持艾條，另一隻手的食指和中指置於穴位兩側，艾條的火頭接近穴位，以被灸部位感到舒適為宜。

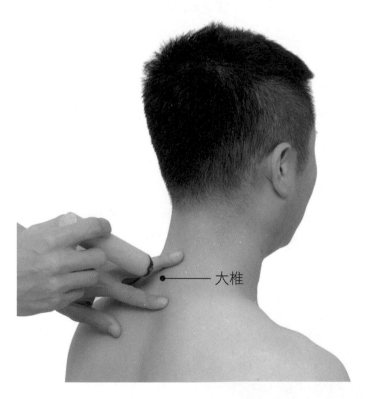

大椎

艾灸大椎穴

注意事項

在為自己或家人艾灸時，體位一定要舒適，不要對著任何風口。

艾灸後可能會起皰，這是水濕出來的表現。可以讓這些水皰自然地乾癟，或是刺破後再消毒。有些人體內寒大，感知能力下降，艾灸時要注意避免燙傷。

每次艾灸的時間，要以身體感受為主，比如灸腹部的穴位，施灸後要有全腹溫熱舒暢、直達深部的感覺。

如果灸後出現下排牙痛及下牙齦腫痛，可以疏理與疼痛部位同側的大腸經易堵塞穴位；上排牙痛及上牙齦腫痛，可以疏理同側胃經的易堵塞穴位。

導引　透過六字訣、太極拳等方法，讓身體氣通血暢

導引術是指透過六字訣、太極拳、五禽戲、八段錦等各種讓身體放鬆的方法，使得體內氣通血暢、身心和諧的一大方法。

大家可以去研究中國傳統的導引術，會發現一個共同點：活動節奏不快，多數與呼吸相配合；長期練習，會讓肌肉柔軟有彈性，不鬆弛、不緊繃。

物無美惡，過則為災。現在，有些人過度強調健身，跑步、游泳、騎自行車，美其名曰「強化心肺功能」，殊不知，過度的運動會增加臟腑的負荷，氣血都去供應外在了，內在的氣血運行卻很差。要知道，人體氣血的總量是固定的，如果過度運動，氣血大量供養四肢，內臟必然會缺氣血。

在我的經驗中，發現有不少肌肉發達的朋友，他們肌肉之間的縫隙在捏拿時會有強烈痛點，這表示氣血不通。

按摩　按、壓、揉、推、撥、搖、抖、扳、盤、運

　　按摩是指透過手法作用於身體，來調理疾病的方法，現代人也稱為「推拿」。

　　現代醫療推拿的常用手法是：按、壓、揉、推、撥、搖、抖、扳、盤、運。在本書中，應用的手法比較簡單，掌握敲、點、揉法即可。

敲法

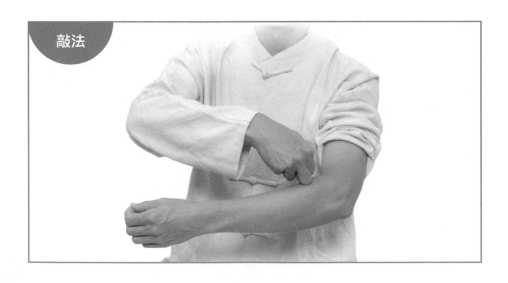

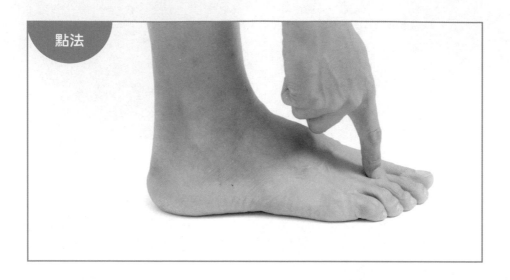

點法

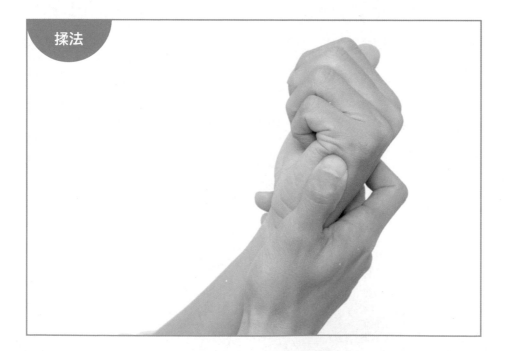

揉法

有人以為按摩和推拿是放鬆肌肉，做過後身體會變輕鬆，其實按摩除了可以改善很多軟組織和關節的疾患外，對內科慢性病也有很好的調理作用。

《黃帝內經・靈樞・經脈》中講：「經脈十二者，伏行分肉之間，深而不見。」所以經絡的暢通，代表對應的臟腑功能是正常的。

按摩時，慢慢將結節、筋節揉散，舒緩緊繃的肌肉、肌腱，使「分肉」之間的關係恢復常態，促進氣血的合理運行，調動臟腑的機能。

1960年代流傳一本書叫《臟腑圖點穴法》，是王雅儒老師口傳的一本經典按摩書籍。王老一生以腹部點穴為主，肢體按摩為輔，治療多種疾病。這就是透過外在經絡穴位的調理，進而恢復內在臟腑功能的實踐驗證。

在按摩時，恢復肌肉的柔軟，使經絡暢通是主要目的，所以我一直宣導要非暴力地按摩。對身體的作用力量越大，身體就會自動地產生抗力，反而使肌肉緊繃。所以我們要養成溫柔地與身體對話的習慣，不要抱著功利的思想來對待身體，否則欲速而不達。

第三章

日常強身健體法

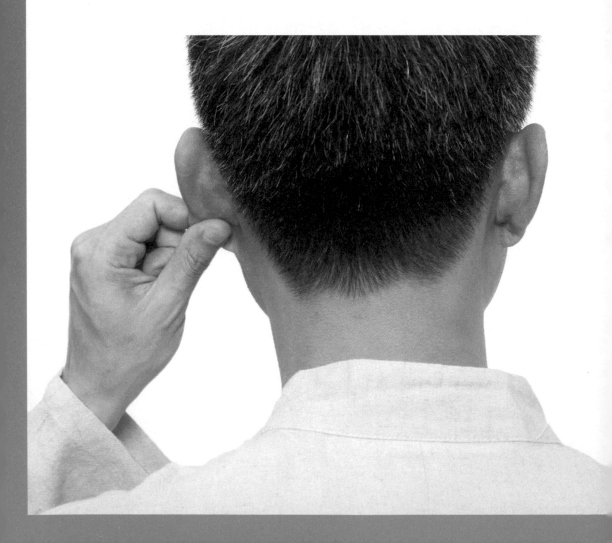

● 腹常輕摩：喚醒五臟的強大自癒力

● 手常抓握：養肝強筋

● 常捏小腿：減緩衰老，走路有力不抽筋

● 耳常搓：補腎補腦，耳聰目明

● 肛常提：提高生殖系統功能

腹常輕摩 喚醒五臟的強大自癒力

方法　　摩腹的時候，要把自己的腹部當成小嬰兒來對待，速度要慢，力度特別輕，唯恐手重了會傷到孩子嬌嫩的肌膚，好像在推毫毛一樣，有種手掌與腹部皮膚似碰上非碰上的感覺。

很多人揉腹時，會比較機械地摩擦腹部，彷彿在完成一個任務似的，這往往沒什麼效果。如果我們像對待孩子一樣來輕揉自己的腹部，這種帶著愛的力量的方法會特別見效，大家可以試試看。

作用　　摩腹的作用很多，最重要的是喚醒臟腑的自癒功能。從全息的角度來看，腹部可以投射全身，摩腹也可以算給全身做一次調理。

另外，身體還有十二個「募穴」，位於胸腹部，是臟腑之氣結聚、募集之處的特定穴。與背部的「俞穴」相似，刺激募穴一樣可以發揮調節臟腑的作用。

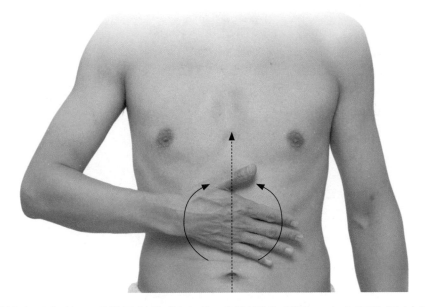

睡前和晨起後，手掌置於腹部皮膚，以肚臍為圓點，向上至胸骨劍突，向下至恥骨聯合，順時針摩腹 81 圈，再逆時針摩腹 81 圈。

常見問題 Q&A

問：

　　按摩腹部時，不都是要用力的嗎？不用力，手掌與皮膚似碰上非碰上，真的有用嗎？

路老師：

　　有沒有用處，有何用處，只有實踐之後才有發言權。我們的功利心太強了，不如利用摩腹的機會，放下目的與企圖心，平心靜氣與身體對話。

常見問題 Q&A

問：

摩腹的時候沒做完就睡著了，會有效果嗎？

路老師：

有的人只做一會兒，就微微出汗了；有的人晨起做完馬上就去洗手間了；有的人順時針摩完，逆時針剛摩 10 下就睡著了……這些都無妨，別在意這些，接受身體的任何反應，持續下去，身體自然會給你好報的。

手常抓握 養肝強筋

方法 肩、肘自然放鬆，雙手五指張開，握拳、伸直為一次，頻率為每分鐘 90 ～ 120 次。

開始練習時，不要貪多，適可而止；每日持續，抓伸次數自會提高，直至達到一次抓伸數千下。

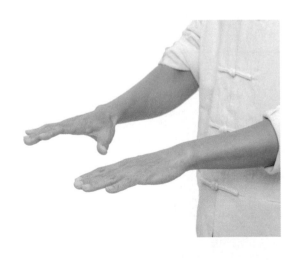
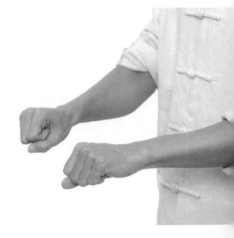

指尖有上肢六條經絡——心經、小腸經、心包經、三焦經、肺經、大腸經的起止點，透過快速抓伸練習，可以刺激這些穴位，對臟腑功能有很好的保健作用。

《黃帝內經・陰陽應象大論》說：「肝變動為握。」所以屈伸的動作還可以養肝強筋，既舒緩情緒，又讓身體放鬆，一舉多得。

另外，腳趾也可以做類似的動作。上班累了或睡覺前躺在床上，腳趾盡力地彎曲、伸直，一會兒工夫，小腿和腳就有熱感了，也是很好的養肝強筋之法。

常捏小腿 減緩衰老，走路有力不抽筋

方法　從膝關節下方開始，用手依次向下充分捏拿小腿肌肉。針對僵硬、痠痛的地方，可以多捏揉幾次，持續幾日後則會慢慢變軟。

作用　很多人的小腿肌肉是僵硬的，痛點也有很多，這種情況表示氣血在小腿運行不順暢。

為什麼人老腿先老，中老年人容易小腿抽筋，而且單純補鈣的效果不理想？根本原因就是小腿循行的脾經、肝經、腎經不通，脾、肝、

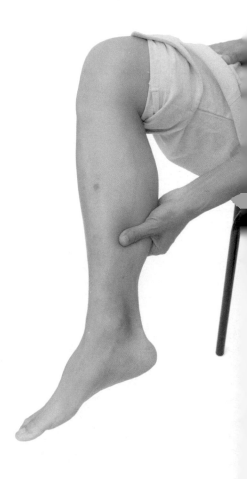

腎的功能有點弱。而將小腿捏軟後，小腿會變得柔軟有力，走路步伐輕快。持續下去，你會發現胃口開了，睡眠狀況變好了，每天也特別有精神。

　　另外，按照全息理論，如果將小腿看作整個身體，那麼小腿後方中央的膀胱經承山穴就是腰痛點，因為它對應著身體後部的中間區域，點揉此處可以緩解腰痠、腰痛、腰無力。同理，小腿柔韌有力，也代表整個身體柔韌有勁。

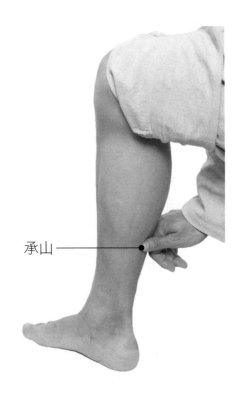

承山

點揉承山穴，可以緩解腰痠、腰痛、腰無力等症狀。

耳常搓 補腎補腦，耳聰目明

方法　　雙手拇指與食指側面配合，由上至下搓耳，至耳朵發熱為宜。另外，搓耳時，哪處有痛點就要多揉，不要只想著按揉耳朵，要想自己正在對全身進行保健。（耳朵是人體的全息反射區。）

作用　　《黃帝內經・陰陽應象大論》中說：「……腎在竅為耳。」比如雙側耳鳴，則是腎虛的一種表現，常揉雙耳，耳鳴的症狀就能得到改善。

　　另外，《黃帝內經・金匱真言論》中說：「心開竅於耳。」常按揉耳朵能增強心臟功能，預防心腦血管疾病的發生。

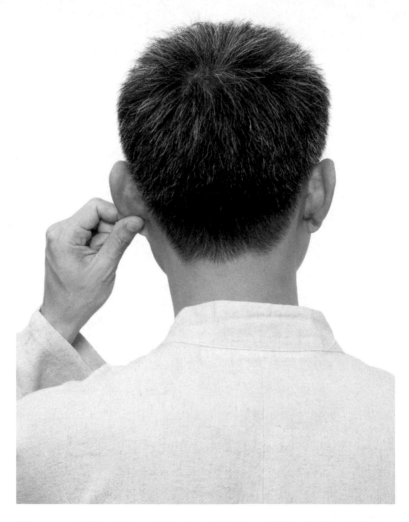

搓耳，不僅能強壯五臟六腑，還對心、腎特別有保健作用。

肛常提 提高生殖系統功能

方法　　緩緩吸氣，同時提肛，連同會陰一起上升（好像忍大便時的狀態），停留 10 秒鐘，然後呼氣，同時輕輕放鬆。每次重複進行 5 分鐘，以小腹部產生溫熱感為宜，每日 3 次。

作用　　提肛，古稱「撮谷道」，隨時隨地都可以進行，不受時間、地點、環境的限制，或蹲、或站、或坐、或躺皆可。

　　「撮谷道」是從古流傳至今的養生之術。「谷道」即肛門，古人將肛門稱之為「五穀殘渣之泄道」，而「撮」就是做肛門收縮上提之法。

　　「撮谷道」好似在給盆腔做按摩，這種養生方法在使盆腔肌肉得到訓練的同時，可以防治痔瘡、肛裂、脫肛、便祕等症。

　　此外，持續「撮谷道」對於男性的前列腺炎、前列

腺肥大、陽痿、早洩，針對女性的盆腔炎、月經不調、白帶異常、性冷感等生殖系統疾患，也有很好的防治作用。

———————————————●———————————————

　　以上五種小動作非常適合人們在平時進行，是一種整體的調理身體之道。每個人的身體體質是不一樣的，所患疾病也是千變萬化的，所以，我們要根據不同的情況，靈活為自己和家人選擇調理方案。請記住，沒有哪一種方法比另外一種方法更好、更有效，只有適合自己個人感覺的，才是最好的。

　　另外，不要老想著身體有病時，會有藥物和名醫來救自己。身體是自己的，要像對待孩子一樣對待自己的身體，不要把身體這個「孩子」交給外人去撫養。

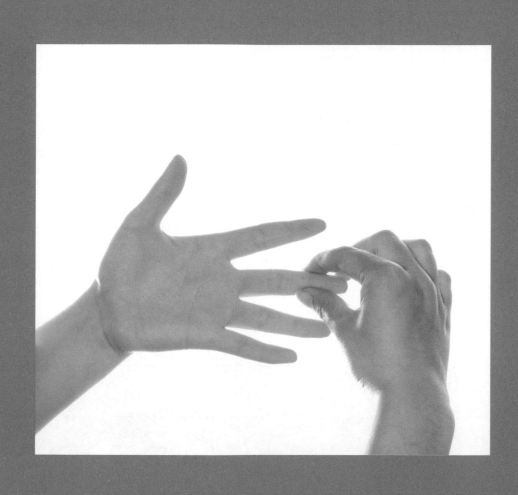

第四章

身體常見毛病的
經絡調理法

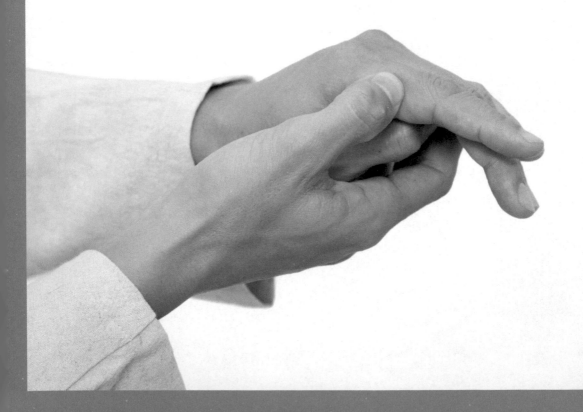

- 常見疼痛

- 消化系統疾病

- 耳鼻喉科疾病

- 女性常見疾病

- 男性疾病

- 亞健康狀態

中醫的指寸法

1寸 拇指第一關節的寬度　　**1.5寸** 食指和中指併攏後的寬度

2寸 食指、中指和無名指併攏後的寬度　　**3寸** 食指到小指併攏後的寬度

常見疼痛

牙痛　　　　　　　　　　067

偏頭痛　　　　　　　　　070

後頭痛　　　　　　　　　072

前額痛　　　　　　　　　073

巔頂頭痛　　　　　　　　075

頭痛如裹　　　　　　　　077

肩周炎（五十肩）　　　　078

坐骨神經痛（腰突）　　　080

急性腰部扭傷疼痛　　　　083

膝關節腫痛　　　　　　　085

痛風　　　　　　　　　　087

牙痛

1. 上排牙痛

自我檢查 以敲擊或點揉的手法,探查同側腿部胃經的易堵點:髀關穴、梁丘穴、內庭穴(第二腳趾與第三腳趾之間的趾蹼緣處),找到疼痛點。

自我調理 在探查到的痛點處敲擊或點揉 3 ~ 5 分鐘,直至牙痛減輕。

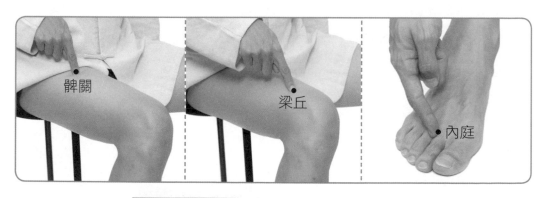

髀關

梁丘

內庭

胃經易堵點 髀關穴、梁丘穴、內庭穴

2. 下排牙痛

以敲擊或按揉的手法，探查同側手臂大腸經上的易堵點：手五里穴、手三里穴、合谷穴，找到疼痛點。

在探查到的痛點處敲揉 3～5 分鐘，直至牙痛減輕。

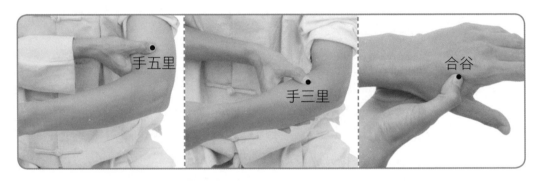

大腸經易堵點 手五里穴、手三里穴、合谷穴

3. 牙齒鬆動或咀嚼時牙疼

以敲擊或按揉的手法，探查同側手臂腎經上的易堵點：水泉穴、照海穴，找到疼痛點。

在探查到的痛點處敲揉 3～5 分鐘，直至牙痛減輕。

當下見效。

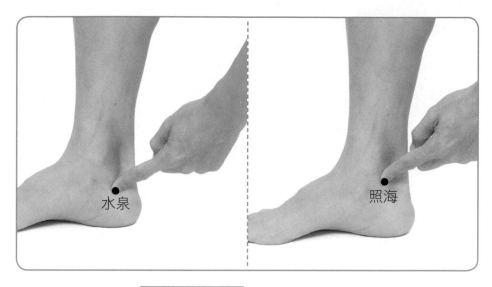

水泉

照海

腎經易堵點 水泉穴、照海穴

說明

根據「經脈所過，主治所及」的原則，胃經走上排牙，而大腸經走下排牙，所以上排牙痛與胃經有關，下排牙痛與大腸經有關。《黃帝內經・靈樞・經脈》中講：「大腸手陽明之脈……入下齒中，還出挾口……胃足陽明之脈……上入齒中，還出挾口，環唇，下交承漿……」。

如果有牙齒鬆動的情況，可以增加腎經易堵塞穴位的疏理。

偏頭痛

 自我檢查 以敲擊或點揉的手法，探查同側三焦經上的易堵點：四瀆穴、消濼穴、翳風穴，以及膽經上的肩井穴、風市穴、懸鐘穴、足臨泣穴，找到疼痛點。

自我調理 在探查到的痛點處敲揉 3 ～ 5 分鐘，每日 2 次。持續幾日，直至痛感減輕。

見效時間 3 日內。

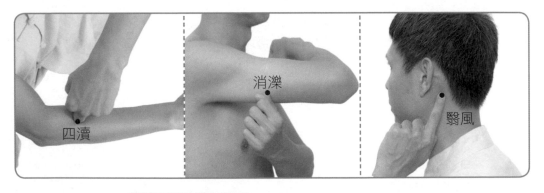

三焦經易堵點 四瀆穴、消濼穴、翳風穴

說明 偏頭痛的位置在三焦經、膽經的循行路線上，因此與三焦經、膽經有關，如果晚上 9 點（三焦經氣血旺盛的時間）加重，更表示是三焦經、膽經堵塞所致。

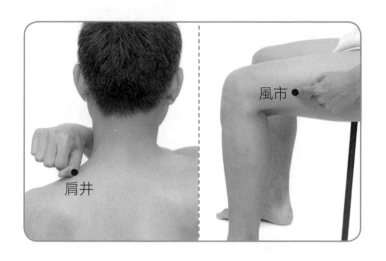

膽經易堵點 肩井穴、風市穴、懸鐘穴、足臨泣穴

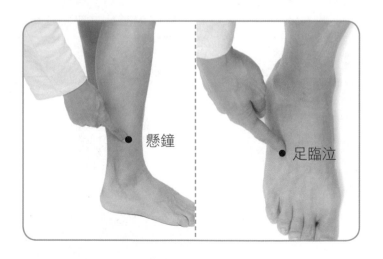

後頭痛

自我檢查 以點揉的手法，探查雙側膀胱經的易堵點崑崙穴，找到疼痛點。

見效時間 當下見效。

自我調理 (1) 在探查到的痛點處按揉 3 ～ 5 分鐘。持續幾日，直至痛感減輕。
(2) 在頸項部的督脈、雙側膀胱經、膽經處刮痧。

說明 後頭痛的位置在膀胱經的循行路線上，多在受寒後發作，且多數人伴有頸部僵硬的現象，經常表現為午後 3 點的時候加重。對待這種頭痛，首選膀胱經的易堵塞點：崑崙穴，然後在頸項部的督脈、雙側膀胱經、雙側膽經處刮痧，清除聚集在肌表的邪氣。

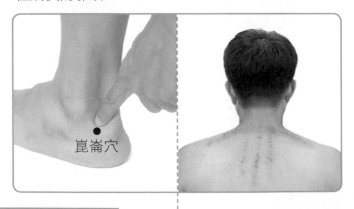

崑崙穴

膀胱經易堵點 崑崙穴 ┊ 督脈、雙側膀胱經、膽經處刮痧

前額痛

自我檢查 以敲揉的手法，探查雙側胃經的易堵點：髀關穴、梁丘穴，找到疼痛點。

自我調理
(1) 在探查到的痛點處敲揉 3 ～ 5 分鐘，每日 2 次。持續幾日，直至痛感減輕。
(2) 中脘穴（位於人體上腹部前正中線上，當臍中上 4 寸處）是任脈的穴位。前額疼痛時用食指點揉，如有痛感則繼續按揉至不痛為止。如果與受寒有關，艾灸中脘穴可以平衡中焦脾胃的寒氣。每次艾灸，要灸到胃部充滿溫熱感。如果艾灸時腹內很快就感到溫熱，代表寒熱平衡了，此時可以停灸。

見效時間 當日。

說明 胃經的循行路線經過前額，所以前額（眼眉上方）疼痛與胃經受損、堵塞有關；疏理胃經易堵塞穴位，恢復胃的功能後可以緩解。

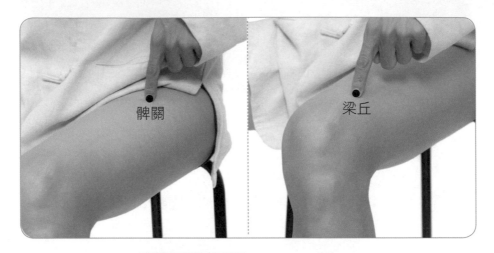

胃經易堵點 髀關穴、梁丘穴

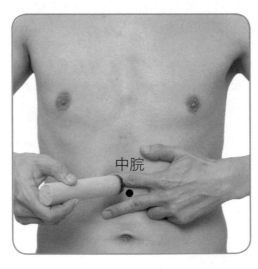

艾灸中脘穴

巔頂頭痛

自我檢查 敲擊或點揉雙側肝經的陰包穴、太衝穴，以及膽經的肩井穴、風市穴、足臨泣穴，找到疼痛點。

自我調理 在探查到的痛點處敲揉 3 ～ 5 分鐘，每日 2 次。持續幾日，直至痛感減輕。

見效時間 當日。

說明 巔頂頭痛是肝經的問題。《黃帝內經・靈樞・經脈》中說：「肝足厥陰之脈，起於大指叢毛之際……上入頏顙，連目系，上出額，與督脈會於巔。」
怒傷肝，所以巔頂頭痛多在大怒之後發作。而肝膽相照，互為表裡，因此疏理肝經及膽經的易堵塞穴位，恢復肝、膽的功能，對治療巔頂頭痛有效。如在疏理肝經、膽經時，出現打嗝、排氣的情況，都屬於正常現象。

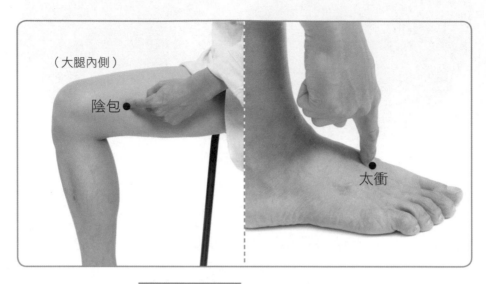

（大腿內側）

陰包●

太衝

肝經易堵點 陰包穴、太衝穴

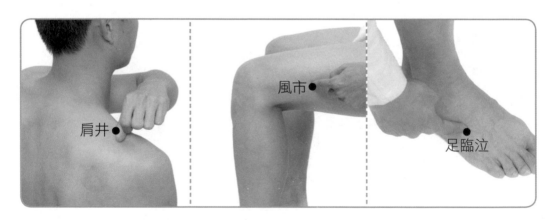

風市●

肩井●

足臨泣

膽經易堵點 肩井穴、風市穴、足臨泣穴

頭痛如裹

自我檢查 以敲擊或點揉的手法,探查雙側脾經的易堵點:地機穴、三陰交穴、公孫穴,找到疼痛點。

自我調理 在探查到的痛點處敲揉 3 ～ 5 分鐘,每日 2 次。持續幾日,直至痛感減輕。

說明 有一種頭痛,無固定部位,頭昏昏沉沉,彷彿緊緊裹著一塊布,術語稱之為「頭痛如裹」。這是脾虛濕盛所致,尤其在夏季以南方人多見。在疏理脾經的同時,建議請當地中醫師當面詳細辨證診治,配合口服中藥。

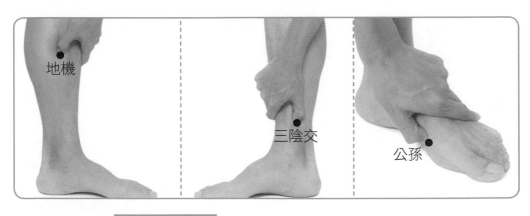

地機

三陰交

公孫

脾經易堵點 地機穴、三陰交穴、公孫穴

肩周炎（五十肩）

自我檢查

以點揉的手法，探查患側小腸經的易堵點：肩貞穴。

自我調理

(1) 在探查到的痛點處按揉 3 ～ 5 分鐘，直至痛感減輕。
(2) 在天宗穴處拔罐 15 分鐘，拔兩天停一天，待黑紫顏色消失，方可停止。
(3) 用力點按對側陰陵泉穴下 1 寸 5 ～ 10 分鐘。

見效時間

肩部肌肉不僵硬者，當下見效。

說明

肩周炎是令人十分痛苦的疾病。因肩關節活動受限，如欲增大活動範圍，則會產生劇烈刺痛，嚴重時患肢不能梳頭、洗臉和扣腰帶。

中醫稱肩周炎為漏肩風、凍結肩，而小腸經堵塞，致使氣血運行不暢，是發生此病的重要因素。小腸經氣血凝滯的主要誘因是寒凝，在肩周炎病人患側小腸經的肩貞穴會有結節，用拇指點揉時刺痛難當，因此要忍痛揉開，待穴位處痛感下降後，方可見效。同時，在天宗穴處拔罐，如果顏色紫黑，表示寒氣較重，可以持續對此穴拔罐排寒、活血祛瘀，以促進局部氣血的運行。

另外，在陰陵泉穴下 1 寸的位置有一個奇穴，被《董氏奇穴

針灸》稱為「天皇穴」。肩關節活動受限的患者，可以按照
X 形取穴法，即取對側的穴位，拇指用力點住對側陰陵泉穴
下 1 寸，患者同時忍痛活動患肢，逐漸加大幅度，待指下穴
位處痛感減輕後，肩部的活動會明顯加強。如果陰陵泉穴下
1 寸痛感不明顯，可向下探查，會在地機穴上 0.5 寸的位置
有一處最痛點，這就是《董氏奇穴針灸》中所講的「天皇副
穴」，進行方法同上，多數情況效果立見。

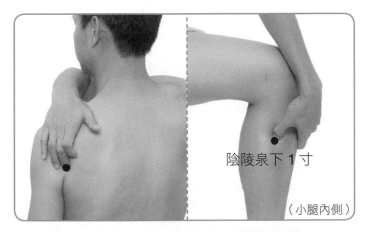

陰陵泉下 1 寸

（小腿內側）

| 小腸經易堵點 | 肩貞穴 | 脾經易堵點 | 陰陵泉下 1 寸 |

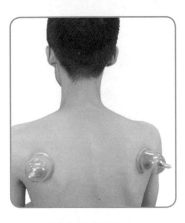

天宗穴拔罐

坐骨神經痛（腰突）

自我檢查
以敲揉的手法，探查患側膽經的風市穴、陽陵泉穴（膝關節外下方，在腓骨小頭前下方凹陷中）、懸鐘穴、足臨泣穴，點揉膀胱經的委中穴、崑崙穴、合陽穴、承山穴，以及腎經的大鐘穴、水泉穴、照海穴，找到疼痛點。

自我調理
(1) 在探查到的痛點處敲擊或點揉 3～5 分鐘，每日 2 次。持續數日，直至痛感減輕。
(2) 在雙側腎俞穴處拔罐 15 分鐘，拔兩天停一天，待黑紫顏色消失，方可停止（女性經期勿拔罐）。
(3) 晨起艾條懸灸關元穴 20～30 分鐘，持續數日，待艾灸 2～3 分鐘全腹皆有熱感時，方可停止。

見效時間
3～7 天。

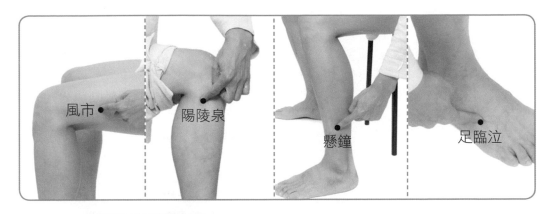

膽經易堵點 風市穴、陽陵泉穴、懸鐘穴、足臨泣穴

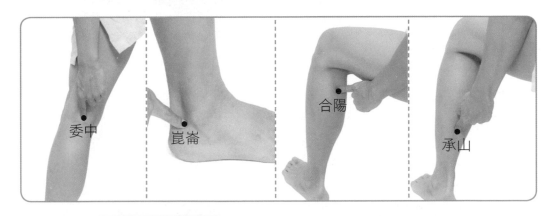

膀胱經易堵點 委中穴、崑崙穴、合陽穴、承山穴

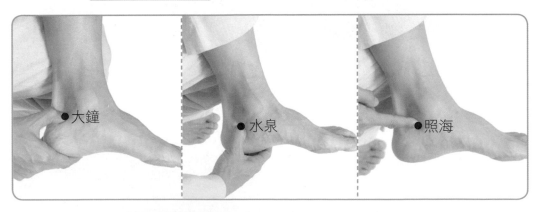

腎經易堵點 大鐘穴、水泉穴、照海穴

坐骨神經痛的疼痛部位常見於腰部、臀部、大腿後側、小腿後外側和足外側。按照經脈的循行路線，下肢後側是膀胱經的領地，下肢外側是膽經的區域，因此自我調理時先疏通膽經、膀胱經。另外，膀胱與腎是表裡關係，而坐骨神經痛常與腰椎間盤突出症有關聯，疏通腎經、溫補腎陽，也是緩解坐骨神經痛和「腰突症」的常用方法。

在腎俞穴處拔罐，艾灸關元穴，有強腰固腎、溫補腎陽的作用，對於緩解腰肌緊張、下元虛冷效果明顯。

膀胱經、膽經易受寒邪侵襲，坐骨神經痛患者平時要注意避寒。而「寒主收引」，影響氣血的運行，進而導致局部肌肉因細胞失養而拘攣疼痛。同時，要注意保護腰部，活動幅度不要太大，而不顧自身能力的盲目鍛鍊也是不可取的。

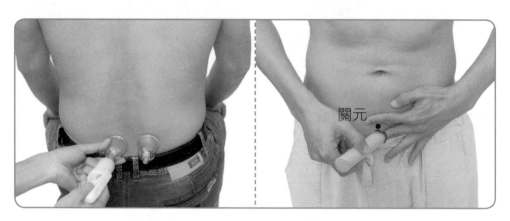

關元

腎俞穴拔罐　　　　　　　　　　艾灸關元穴

急性腰部扭傷疼痛

自我檢查 以點揉的手法，探查雙側小腸經的後溪穴、督脈的人中穴、雙側經外奇穴「腰痛點」（位於第二、三掌骨及第四、五掌骨之間，腕橫紋與掌指關節中點處，一側兩穴）。

自我調理 在探查到的疼痛處點揉 3 ～ 5 分鐘，邊點揉邊晃動腰部，直至腰部活動幅度增大為止。

見效時間 當下見效。

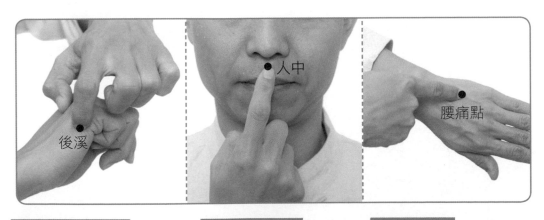

小腸經易堵點 後溪穴　**督脈易堵點** 人中穴　**經外奇穴**「腰痛點」

說明 急性腰部扭傷可以採取疏理經絡易堵穴位的方法來緩解疼痛，以促進受損組織的恢復。當然，在進行前應該排除腰椎骨骼沒有骨折等問題。

人中穴，又叫水溝穴，位於鼻唇溝上 1/3 與下 2/3 的交界處，按揉時用食指的指肚稍微用力點揉，切勿用指甲，以免損傷皮膚。而點揉後溪穴和「腰痛點」時，痛感越強烈，見效越快。值得注意的是，探查、點揉這三個穴位時都要輕扭腰部，並逐漸增大幅度，隨著穴位痛感的減輕，腰部的痛感也會逐漸下降。

另外，腰為腎之府，腰部損傷，需要補益腎氣來幫助恢復腰部肌肉的強度。眼角內側是膀胱經的起點，膀胱經在腰部的路線正好經過腎區，而鹽水是鹹的，按照「酸、苦、甘、辛、鹹」五味的對應關係，鹹味入腎，有強壯腎氣的作用，所以，在眼角內側點幾滴淡鹽水是強腰固腎的簡便方法。

如上述方法進行及時、得當，可以立即緩解急性腰部扭傷的疼痛。

膝關節腫痛

 自我檢查 以敲揉的手法，探查患側膀胱經的委中穴、合陽穴，膽經的風市穴、陽陵泉穴，胃經的髀關穴，以及肝經的陰包穴，找到疼痛點。

 自我調理 (1) 在探查到的痛點處按揉 3～5 分鐘，每日 2 次。持續幾日，待穴位處痛感下降，症狀會緩解。

(2) 在膝關節上下左右縫隙拔罐，每次拔 10 分鐘，拔兩天停一天，至罐痕徹底消失為止。

見效時間 3～5 天。

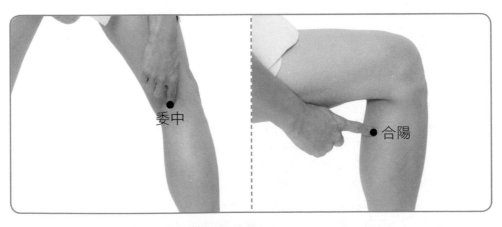

膀胱經易堵點 委中穴、合陽穴

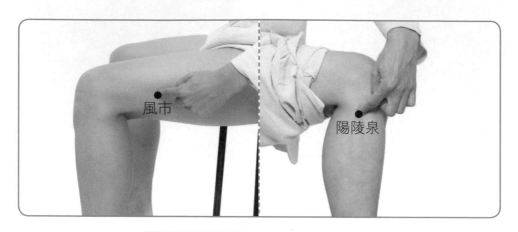

膽經易堵點 風市穴、陽陵泉穴

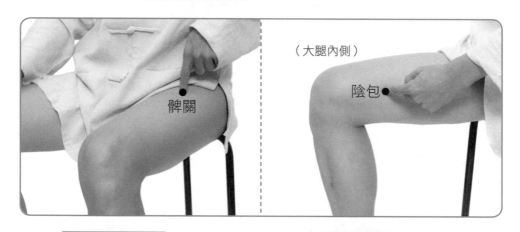

（大腿內側）

胃經易堵點 髀關穴　　肝經易堵點 陰包穴

 說明

膝關節腫痛者多為老年人。若透過影像學的檢查，排除了骨頭的退化改變，只要是軟組織損傷導致的膝關節腫痛，就可以透過疏理經絡易堵穴位的方法來自我調理。當然，在點揉委中穴、陽陵泉穴、風市穴時會十分疼痛，只有把這些痛點揉開，氣血才能順暢運行。同時，盡可能減少騎車、爬山等需要跳躍和反覆上下的活動，這些運動方式都可能引發膝關節問題。對膝關節腫痛患者來說，天氣轉冷時可以將粗鹽與艾絨炒熱，裝在布袋裡熱敷關節，每日進行，可以溫經通絡。

痛風

自我檢查　以點揉的手法，探查雙側腎經的大鐘穴、水泉穴、照海穴，肝經的陰包穴、太衝穴，以及小腸經的後溪穴；掐揉心經的「蝴蝶袖」、少海穴、「腕部四穴」；點揉脾經的地機穴、公孫穴、太白穴，找到疼痛點。

自我調理
(1) 在探查到的痛點處點揉或掐揉 3 ～ 5 分鐘，每日 2 次。如果病情複雜，涉及臟腑多，那麼每日可探查、疏理三條經絡，隔日更換。持續數日，直至痛感減輕。
(2) 在兩側小腸經的天宗穴各拔罐 15 分鐘，拔兩天停一天，待紫黑色罐痕消褪時，方能停止。
(3) 每日晨起艾灸關元穴 30 分鐘，持續數日，待艾灸 2 ～ 3 分鐘後全腹便充滿熱感，方可停止。

見效時間　7 ～ 15 天。

說明　痛風發作時相當痛苦，其臨床表現為痛風性關節炎和關節畸形，會出現紅、腫、熱、痛的症狀，如不及時治療，會引起痛風性腎炎、尿毒症、腎結石等多種併發症。痛風多在夜間及凌晨突發，採用上述方法治療，1 ～ 2 週即可緩解。

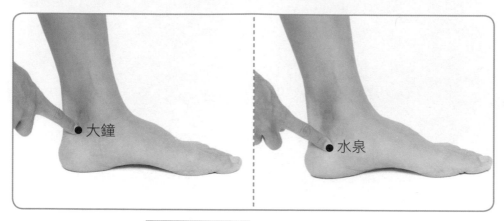

腎經易堵點 大鐘穴、水泉穴

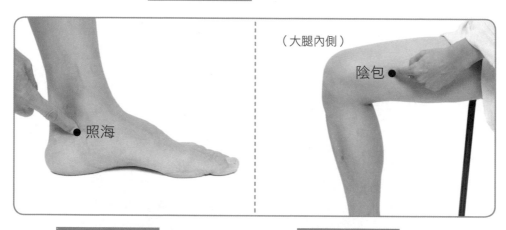

（大腿內側）

腎經易堵點 照海穴

肝經易堵點 陰包穴

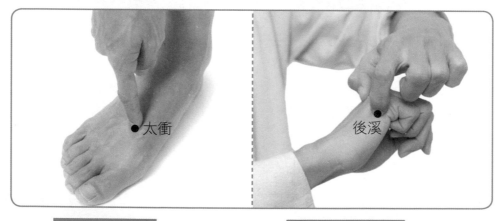

肝經易堵點 太衝穴

小腸經易堵點 後溪穴

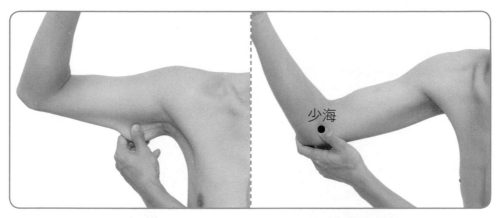

掐揉「蝴蝶袖」　　　　　心經易堵點 少海穴

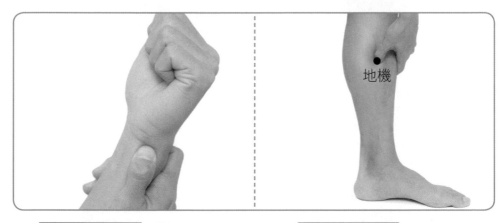

心經易堵點 「腕部四穴」　　　脾經易堵點 地機穴

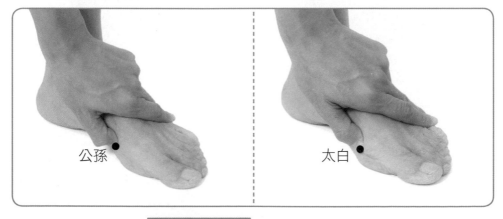

脾經易堵點 公孫穴、太白穴

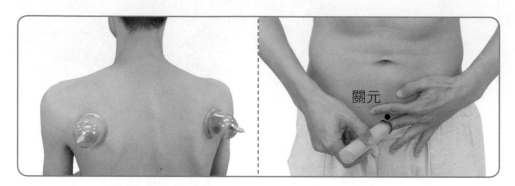

關元

天宗穴拔罐　　　　　　　　　艾灸關元穴

消化系統疾病

口臭	092
打嗝	095
厭食	096
胃病	098
便祕、便溏	101
痔瘡	104

口臭

自我檢查 以敲擊或掐揉的手法，探查雙側胃經的髀關穴、內庭穴，心經的「蝴蝶袖」、少海穴、「腕部四穴」；點揉心包經的天泉穴、「肘下 2 寸」，和雙側大腸經的手五里穴、手三里穴、合谷穴，找到疼痛點。

自我調理 在探查到的痛點處按揉 3 ～ 5 分鐘，每日 2 次。持續一週，直至痛感減輕，痛苦緩解。

見效時間 3 天。

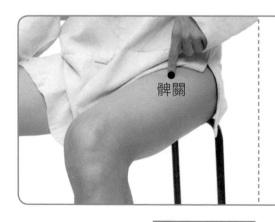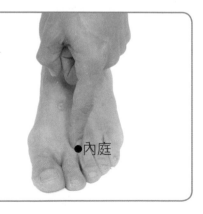

胃經易堵點 髀關穴、內庭穴

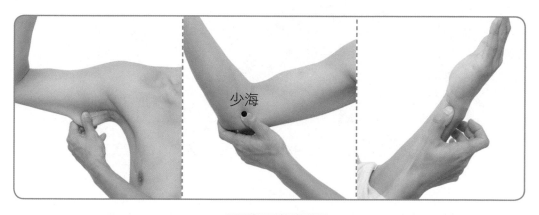

掐揉「蝴蝶袖」　　心經易堵點　少海穴、「腕部四穴」

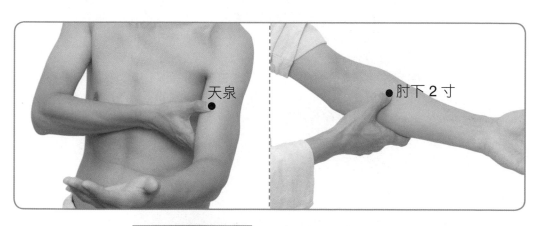

心包經易堵點　天泉穴、「肘下 2 寸」

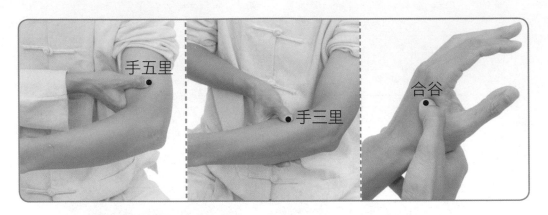

大腸經易堵點 手五里穴、手三里穴、合谷穴

說明

中醫認為口臭的根源在腸胃。口腔位於整個消化系統（食道、胃、小腸、大腸等）的上口，如果胃腸功能異常，吃進來的食物在胃腸消化、儲留、發酵的時間過長，結果味道就返上來了。食物殘渣重複發酵會產生毒素，而毒素入血就會傷害其他臟腑。

想要口氣清新，恢復胃腸功能是正道。內庭穴是清胃火的常用穴位，疏通大腸經使其氣血運行順暢，促進腸道蠕動。另外，口臭屬於火，清心火也是必要的。疏通心經、心包經，既清口氣，又保護心臟，一舉兩得。

打嗝

自我檢查 以敲揉的手法，探查雙側心包經的易堵點天泉穴、「肘下 2 寸」，找到疼痛點。

見效時間 當下見效。

自我調理
(1) 在探查到的痛點處敲揉 3 ～ 5 分鐘，直至痛感減輕。
(2) 在膈俞穴（肩胛骨下角水平線與脊柱相交椎體處，下緣旁開兩橫指）處刮痧。

說明 打嗝屬於氣機上逆，由膈肌痙攣引起，疏通膀胱經的易堵塞點膈俞穴，有理氣解鬱的作用。

另外，取嚏法也是利氣機的好方法：將衛生紙旋轉擰緊做成 2 條 0.3 公分左右粗細的紙撚，同時伸進鼻子裡面輕輕刺激鼻腔黏膜，當發癢的時候取出，打了一個噴嚏後，再重複操作，直到噴嚏沒有為止。

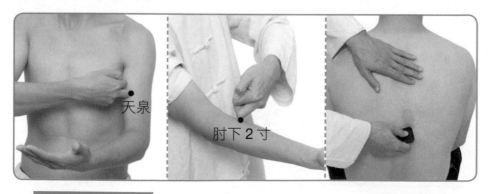

天泉

肘下 2 寸

心包經易堵點 天泉穴、「肘下 2 寸」　　　　膈俞穴刮痧

厭食

自我檢查　以敲擊或掐揉的手法,探查雙側心經的「蝴蝶袖」、少海穴、「腕部四穴」,脾經的地機穴、公孫穴、太白穴,以及胃經的髀關穴、豐隆穴;點揉胃經的天樞穴(位於人體中腹部,肚臍向左右三指寬處)和任脈的中腕穴,找到疼痛點。

自我調理　在探查到的痛點處敲揉 3 ～ 5 分鐘,每日 2 次。持續數日,直至痛感減輕。

見效時間　15 天。

說明　上述經絡調理方法可以幫助厭食症患者進行生理上的治療,但形成厭食症的心理因素,則需要家人、朋友、社會的共同正確引導。

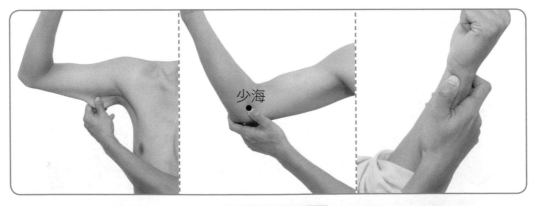

掐揉「蝴蝶袖」　　　**心經易堵點**　少海穴、「腕部四穴」

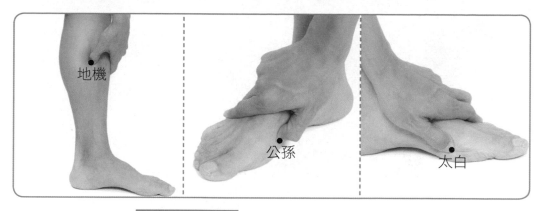

脾經易堵點 地機穴、公孫穴、太白穴

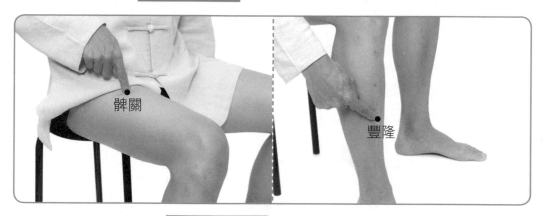

胃經易堵點 髀關穴、豐隆穴

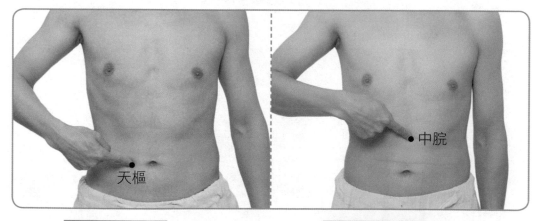

胃經易堵點 天樞穴　　　　　**任脈易堵點** 中脘穴

胃病

 自我
檢查
以敲擊或點揉的手法，探查雙側胃經的髀關穴、足三里穴、內庭穴，脾經的地機穴、公孫穴、太白穴，肝經的陰包穴、太衝穴，以及心包經的天泉穴、「肘下 2 寸」，找到疼痛點。

 自我
調理
(1) 在探查到的痛點處敲擊或點揉 3 ～ 5 分鐘，直至痛感減輕。

(2) 晨起時，用艾條懸灸任脈的關元穴、中脘穴，每日一穴，交替進行，每次灸 20 ～ 30 分鐘。待艾灸 2 ～ 3 分鐘全腹即充滿熱感時，方可停止。

見效
時間
7 ～ 15 天。

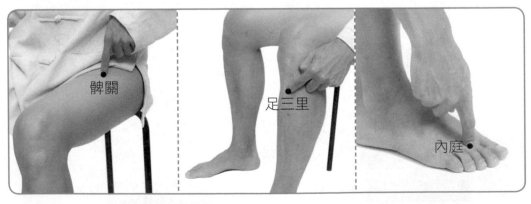

髀關　　足三里　　內庭

胃經易堵點　髀關穴、足三里穴、內庭穴

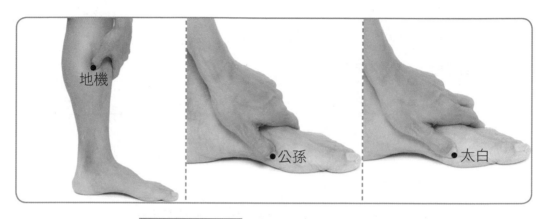

脾經易堵點 地機穴、公孫穴、太白穴

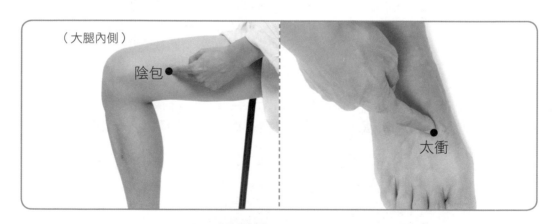

肝經易堵點 陰包穴、太衝穴

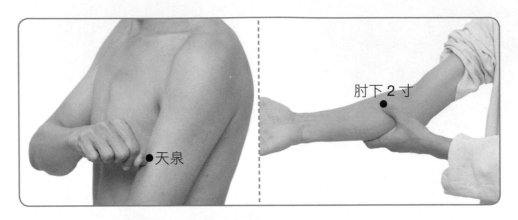

肘下 2 寸

天泉

| 心包經易堵點 | 天泉穴、「肘下 2 寸」

胃病是許多疾病的統稱，都有相似的症狀，如上腹胃脘部不適、飯後飽脹、噯氣、胃食道逆流，甚至噁心、嘔吐等。這些症狀都可以按照上述方法輔助調理。

養胃，首先要管住嘴，做到食飲有節。此外，還要控制好情緒。脾胃屬土，按照五行生剋理論，木剋土，肝氣亢盛時，脾胃受克制，所以生活中有的朋友在發怒或生悶氣後，導致胃病復發或加重。

我曾經遇到一位胃潰瘍患者，辨證調理了一段時間後，大致痊癒。可是，在三個月後的一天下午，他再次來找我，說胃部又痛又脹。問其原因，得知他上午與同事生氣，結果胃病復發。

這件事讓我明白，如果沒有舒緩的情緒，這個病是治不好的，因為醫者可調形，但無法治心。保持一顆平常心，使情緒不受外界人、事、物所累，這需要我們提升修為，也是養護生命的正道。

便祕、便溏

自我檢查

(1) 以敲擊、點揉的手法，探查雙側大腸經的手五里穴、手三里穴、合谷穴，肺經的孔最穴、魚際穴，以及脾經的地機穴、太白穴、公孫穴，找到疼痛點。

(2) 點揉雙側脾經的大橫穴（肚臍水平旁開4寸處）和胃經的天樞穴。

自我調理

(1) 在探查到的痛點處敲擊、按揉3～5分鐘，每日2次。持續數日，直至穴位痛感消失。

(2) 在雙側膀胱經的腎俞穴處拔罐15分鐘，拔兩天停一天，待黑紫顏色消失，方可停止（女性經期勿拔罐）。

(3) 摩腹法。

見效時間

3～5天。

說明

便祕產生的原因有多種，包括燥熱內結、氣機鬱滯、津液不足和脾腎虛寒等。

燥熱內結是熱結腸胃，耗傷津液或濕熱下注大腸，使腸道燥熱，傷津而便祕，這種便祕又稱為「熱祕」，伴有口臭、煩躁、舌紅、脈數等症狀。

氣機鬱滯由情志不舒、憂愁思慮、久坐少動、久病臥床等引起，致使大腸傳導失職而成祕結，糞便不乾燥，但排出困難是顯著特點，所以又稱為「氣祕」。

津液不足是指因氣血兩虛、脾胃內傷、飲水量少、瀉下傷陰等使大腸津虧失養，便行艱澀，所以稱為「虛祕」，老年人居多。

脾腎虛寒是腎陽虛損，畏寒肢冷，或素有脾陽不足，又貪食寒涼，而致脾腎陽衰，腸道傳送無力，大便艱難。此為「冷祕」。

便溏是指大便不成形，形似溏泥，與腹瀉不同，排便次數可不增多，也可次數稍有增多，與脾虛有直接關係。

除了燥熱內結，其他三種情況千萬別用瀉藥一瀉了之，一時痛快，卻耗傷津液、元氣，後患無窮。

若要調理便祕、便溏，需要疏通脾經、大腸經來恢復腸道功能。由於肺主肅降，保持肺經的通暢，可以促進肺氣的推動力量。在腎俞穴處拔罐有補腎的作用，增加腸道的推動力量；用食指和中指同時點揉天樞穴、大橫穴 5 分鐘，可以增強腸道功能。另外，持續在睡前和晨起摩腹，可以改善胃腸功能，有利於腸蠕動和消化液的分泌，利於胃的納穀和消化。

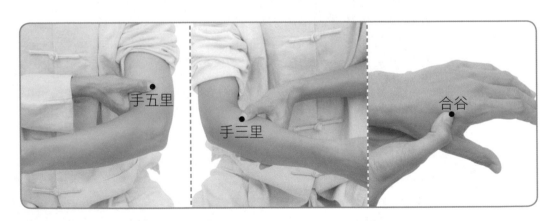

大腸經易堵點　手五里穴、手三里穴、合谷穴

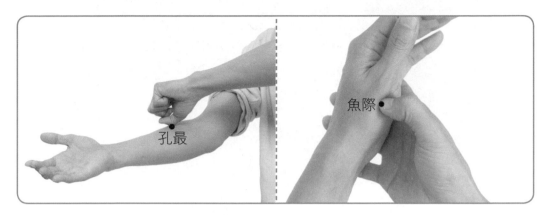

肺 經 易 堵 點 孔最穴、魚際穴

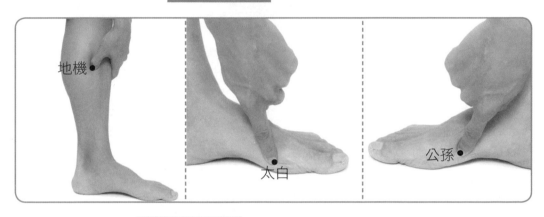

脾 經 易 堵 點 地機穴、太白穴、公孫穴

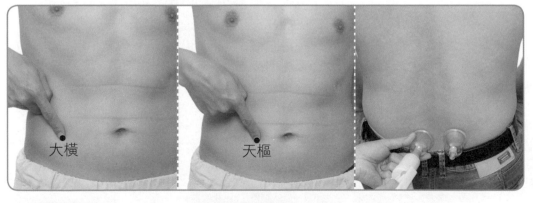

脾 經 易 堵 點 大橫穴　　**胃 經 易 堵 點** 天樞穴　　　　腎俞穴拔罐

痔瘡

以敲擊、點揉的手法，探查雙側肺經的孔最穴，和大腸經的手五里穴、手三里穴、合谷穴，找到疼痛點。

(1) 在探查到的痛點處敲擊、按揉 3～5 分鐘，每日 2 次。持續數日，直至痛感減輕。

(2) 點揉食指外側第三節（緊挨手掌）中點的痔瘡點，常有刺痛，這是一個反應點，在此處點揉、刮痧均可，重複進行幾日，對緩解症狀效果明顯。

(3) 調胃承氣湯坐浴。

許多患者常因胃腸燥熱（便乾、舌紅、口臭、口渴）而發作，可以用調胃承氣湯薰洗來緩解。調胃承氣湯的方子只有三味藥：生大黃 50 克，生甘草 50 克，芒硝 30 克。將大黃、甘草加適量溫水浸泡 30 分鐘，煮沸 15 分鐘後去渣，加入芒硝，溶解後倒入盆中，先薰後洗，每日 2～3 次，連用 5 天。

1～3 天。

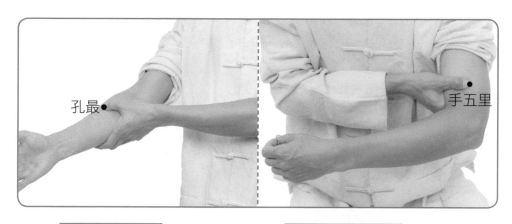

肺經易堵點 孔最穴　　　　**大腸經易堵點** 手五里穴

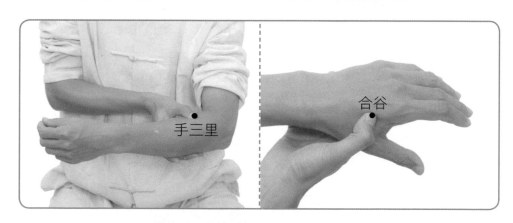

大腸經易堵點 手三里穴、合谷穴

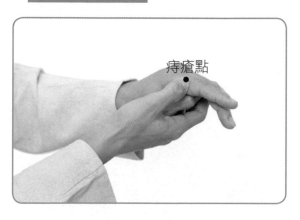

耳鼻喉科疾病

單側耳鳴　　107

耳鳴　　109

鼻炎　　112

流鼻血　　116

慢性咽喉炎　　118

口腔潰瘍　　120

單側耳鳴

自我檢查 以敲擊、點揉的手法，探查同側三焦經的四瀆穴、消濼穴、翳風穴，膽經的肩井穴、風市穴、懸鐘穴、足臨泣穴，找到疼痛點。

自我調理 在探查出來的痛點處敲擊、點揉 3～5 分鐘，每日 2 次。持續幾日，直至痛感減輕。

見效時間 1～3 天。

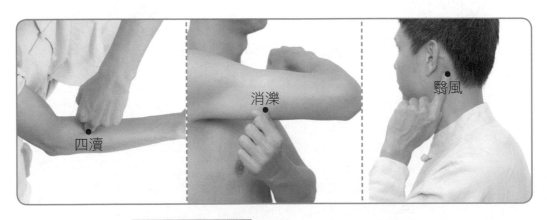

三焦經易堵點 四瀆穴、消濼穴、翳風穴

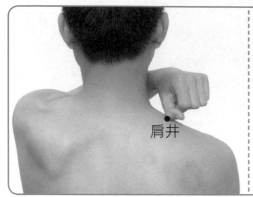
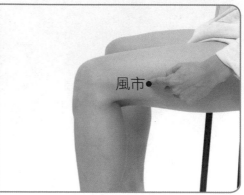

膽經易堵點 肩井穴、風市穴

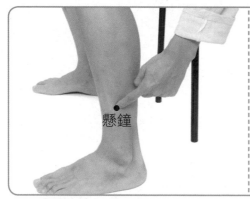
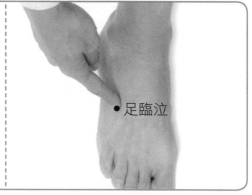

膽經易堵點 懸鐘穴、足臨泣穴

 單側耳鳴，代表病位在側面，在三焦經、膽經的循行路線上，是三焦經、膽經不通，鬱而化火或少陽之氣上沖所致。尤其是晚上 9 點，在三焦經氣血旺盛的時間加重或發作，更表示是此二經堵塞。

因此，對於晚上加重或發作的單側耳鳴，不論病程多久，只要按上述方法調理，皆有顯效。

耳鳴

 自我檢查　以點揉的手法,探查雙側腎經的大鐘穴、水泉穴、照海穴; 揉心經的「蝴蝶袖」、少海穴、「腕部四穴」;敲擊、點按脾經的地機穴、三陰交穴、公孫穴、太白穴,以及三焦經的四瀆穴、消濼穴、翳風穴,找到疼痛點。

自我調理　(1) 在探查到的痛點處敲擊、點揉 3 ～ 5 分鐘,每日 2 次。 持續數日,待痛感下降,症狀會有好轉。
(2) 在頸項部脊柱(督脈)、兩側膀胱經、膽經處刮痧。每週 1 次,直至痧痕消失。

見效時間　3 ～ 7 天。

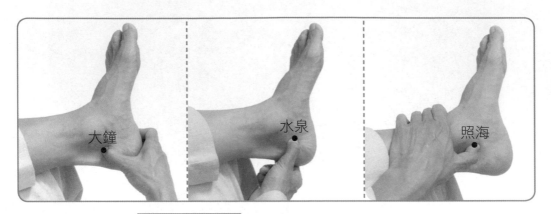

腎經易堵點 大鐘穴、水泉穴、照海穴

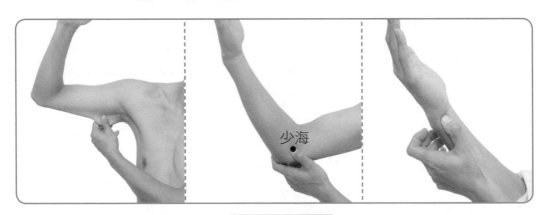

搯揉「蝴蝶袖」　　**心經易堵點** 少海穴、「腕部四穴」

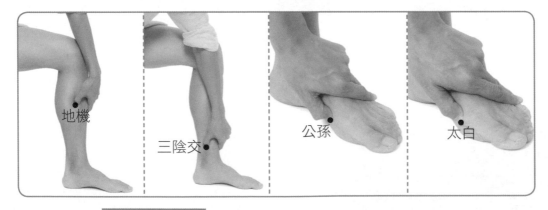

脾經易堵點 地機穴、三陰交穴、公孫穴、太白穴

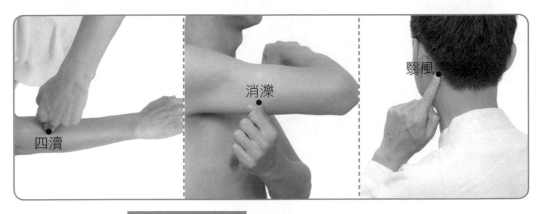

三焦經易堵點 四瀆穴、消濼穴、翳風穴

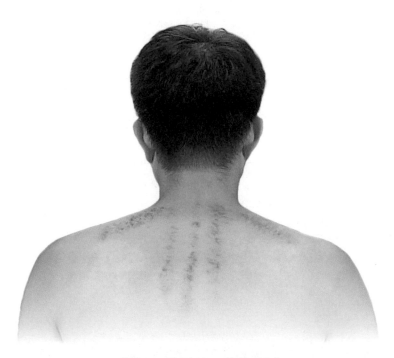

督脈、膀胱經、膽經刮痧

鼻炎

自我檢查

以敲擊或點揉的手法，探查雙側肺經的孔最穴、魚際穴，大腸經的手五里穴、手三里穴、合谷穴，膀胱經的崑崙穴，胃經的髀關穴、豐隆穴，以及腎經的大鐘穴、水泉穴、照海穴，找到疼痛點。

自我調理

(1) 在探查到的痛點處敲擊或點揉 3 ～ 5 分鐘，每日 2 次。每日探查、疏理三條經絡，隔日更換。

(2) 晨起時艾灸任脈的中脘穴、關元穴，每日一穴，20 ～ 30分鐘，交替艾灸。持續數日，待艾灸 2 ～ 3 分鐘熱感即充滿全腹時，方可停止。

(3) 在頸項部脊柱（督脈）、兩側膀胱經、膽經處刮痧，每週1 次，直至不出痧為止。

見效時間

在開始階段，很多患者慢性鼻炎的症狀可能會加重，打噴嚏、流鼻涕的現象頻發，要持續下去，兩週後身體會有變化。如想徹底好轉，要有持續三個月或更長時間的準備。

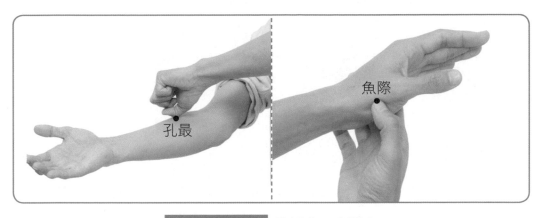

肺經易堵點 孔最穴、魚際穴

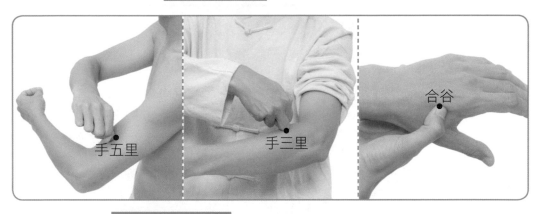

大腸經易堵點 手五里穴、手三里穴、合谷穴

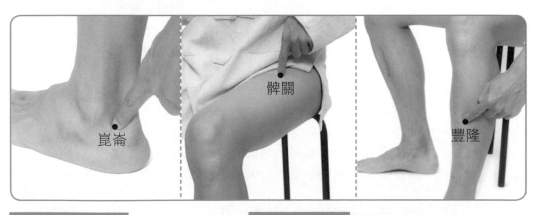

膀胱經易堵點 崑崙穴　**胃經易堵點** 髀關穴、豐隆穴

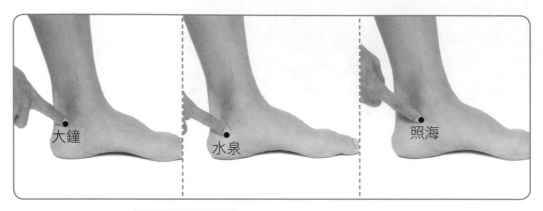

腎經易堵點 大鐘穴、水泉穴、照海穴

說明 鼻炎的發病年齡越來越年輕化，持續鼻塞、流涕、打噴嚏是其最痛苦的症狀，有的人伴有頭痛、頭昏；有的人四季發病，只要空氣冷熱有些許變化，就沒完沒了地打噴嚏；有的人則只是在春暖花開時節不停打噴嚏。

人為什麼要打噴嚏？在鼻腔吸入異物或者主動刺激的時候，正常人會打噴嚏，這種異物可以是有形的，也可以是無形的，比如寒氣。

生活中，我們仔細觀察會發現，幼兒由一個較熱的空間突然進入冷氣房，馬上會打幾個噴嚏，這是寒邪侵入身體後的本能反應，透過噴嚏的形式將它們趕走了。然而，成年人面對這種情形的反應卻沒有孩子敏感，這代表幼兒生長能力強，陽氣旺盛，所以反應強烈。

夏天吃冷飲、吹空調，寒氣聚集體內，在春天陽氣生發的時期，身體與自然相呼應，正氣萌動，開始透過鼻子這個通道驅除體內寒氣。日本人將春天發作的鼻炎稱為「花粉症」。花粉是種子植物特有的結構，生長力旺盛，人體吸入之後，也會促進陽氣的生發，結果表現為噴嚏不斷，一把鼻涕一把淚。

2001 年，我的弟弟去日本留學，第二年回國探親時就開始

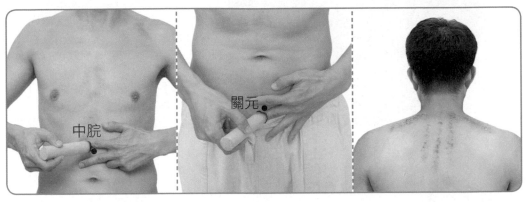

艾灸中脘穴、關元穴　　　　　　穴督脈、膀胱經、膽經刮痧

有鼻炎了，究其原因就是冬天穿的少、平時喝的涼，沒多久身體內部寒氣襲人。據他介紹，日本治療「花粉症」的藥物十分厲害，服用十分鐘後，鼻涕就不流了，不過服藥後一定不能開車，因為會困倦。人為什麼會睡著？陰氣上升、陽氣下降，動力減慢就會困倦，所以那些抗過敏的藥物實際上是使陽氣下降，機體的敏感度隨之降低，不能主動排寒氣。

服用抗過敏藥物後，噴嚏、鼻涕沒有了，但寒氣依然在體內，陽氣再萌動，症狀又會出現。明白了原因，我們就要想辦法將寒氣趕走，這是解決鼻炎問題的關鍵所在。

寒氣容易侵襲膀胱經和胃經，因此有些朋友下午 3～5 點困倦，這是膀胱經氣血旺盛，主動排寒後消耗了氣血，身體想休養生息的正常反應，此類患者還伴有頸部僵硬、後頭部疼痛的現象。另外，脾胃受寒多數來自於飲食，此類患者前額頭痛居多，這正是胃經的領地。

疏通上述經絡的同時，用艾灸的方式補充陽氣、驅除寒氣時，有的朋友會突然症狀加重，這是寒氣加速排出的表現。給身體三天時間，如果症狀無緩解，再找中醫師當面辨證診治也來得及。另外，調理身體的同時要開源節流，遠離寒涼的環境，飲食也不要貪涼。

流鼻血

以敲擊或點揉的手法，探查雙側肺經的孔最穴，肝經的陰包穴、太衝穴，找到疼痛點。

(1) 在探查到的痛點處敲擊或點揉 3 ～ 5 分鐘。
(2) 將獨頭蒜片貼在腎經的湧泉穴（在足底，屈足捲趾時足心最凹陷處），左鼻孔出血貼右腳，右鼻孔出血貼左腳。
(3) 中指根部繫繩，纏緊。

見效時間　當下見效。

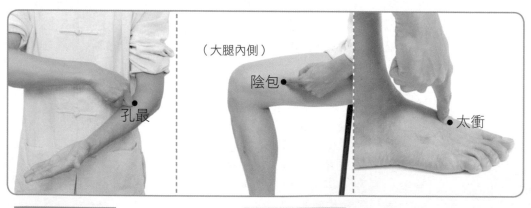

（大腿內側）

陰包

孔最

太衝

肺經易堵點　孔最穴　　　肝經易堵點　陰包穴、太衝穴

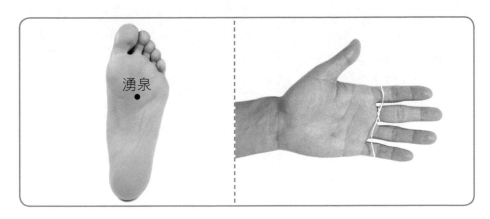

| 腎經易堵點 | 湧泉穴 | 中指根部繫繩 |

說明　鼻出血屬於中醫衄血的範疇，常因肝氣上沖所致，所以要疏理肝經，使肝氣順暢、調達；因為肺開竅於鼻，疏理肺經的孔最穴，其為肺的郄穴，止血效果好。肝、肺二經通暢後，氣可以在體內按照左升右降的規律順暢運行。

中指繫繩、蒜片貼湧泉穴，屬於民間驗方。中指繫繩要綁緊，但對於小朋友要隨時檢查，不能長時間緊繫。給小孩用蒜片貼湧泉穴時，時間也不要超過 15 分鐘，以免起皰。中老年朋友流鼻血不止時，首先要測量血壓，如血壓超標，在疏理肝經的同時，可以合理口服降壓藥。

需要提醒大家的是，上述止鼻血之法，僅適用於偶爾出血，如果頻繁、大量出血，還是要盡快去醫院檢查、治療。

另外，流鼻血時切勿仰頭止血，以免大量的血液湧入氣管，造成窒息。

慢性咽喉炎

自我檢查

以敲擊或點揉的手法，探查雙側肺經的孔最穴、魚際穴，和腎經的大鐘穴、水泉穴、照海穴，以及脾經的太白穴，找到疼痛點。

自我調理

(1) 在探查到的痛點處敲擊或點揉 3 ～ 5 分鐘，每日 2 次。持續數日，直至痛感減輕。
(2) 推按任脈的天突穴（在頸前區，胸骨上窩中央，前正中線上）。

見效時間

1 ～ 3 天。

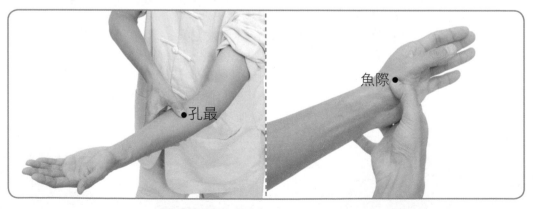

魚際●

●孔最

肺經易堵點 孔最穴、魚際穴

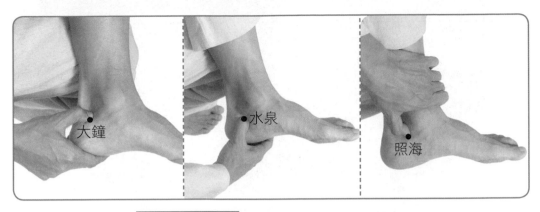

腎經易堵點　大鐘穴、水泉穴、照海穴

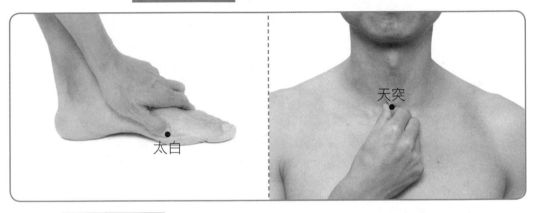

脾經易堵點　太白穴　　　　　　　　　　推按天突穴

說明
用嗓過度、環境污染、貪食寒涼、常服寒涼藥物等原因，導致咽喉炎的發生趨於年輕化。也因為內外部因素難以全部去除，故此病久治不愈，醫學上稱其為「慢性咽喉炎」。

當咽喉痛癢、發乾時，可以用拇指和食指輕輕擠按天突穴，幾分鐘後喉嚨會有滋潤的感覺。但這只可以治標，如要治本，可根據「經脈所過，主治所病」的原理，選擇疏通肺經、腎經、脾經的經絡堵塞點，恢復肺、腎、脾的正常功能，來輔助治療咽炎。對上述穴位敲、點、按揉時，哪處疼痛就著重疏理哪裡，尤其是腎經的水泉穴和照海穴可能會痛不可摸，要有心理準備。每日多刺激幾次，穴位痛感下降時咽部會立即清爽。對於慢性咽喉炎的養護，要避免用嗓過度，同時遠離寒涼。慎服清熱利咽的藥物，這類藥物短時間內可使喉部清爽，但不治本，而且損耗陽氣。

口腔潰瘍

自我檢查 以敲擊或點揉的手法，探查雙側脾經的地機穴、太白穴、公孫穴，和胃經的髀關穴、內庭穴；掐揉心經的「蝴蝶袖」、少海穴、「腕部四穴」，找到疼痛點。

自我調理 (1) 在探查到的痛點處敲擊或點揉 3 ～ 5 分鐘，每日 2 次。
(2) 在潰瘍面塗抹紅糖，或用棉花棒蘸取少許冰硼散塗在患處，持續 2 ～ 3 天後，創口即可癒合。

見效時間 3 ～ 7 天。

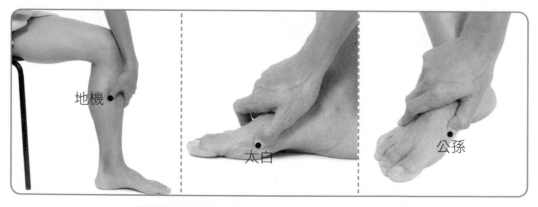

脾經易堵點 地機穴、太白穴、公孫穴

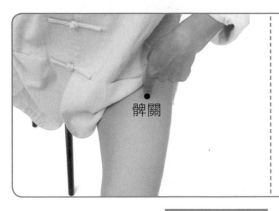 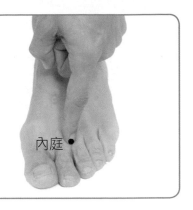

| 胃經易堵點 | 髀關穴、內庭穴 |

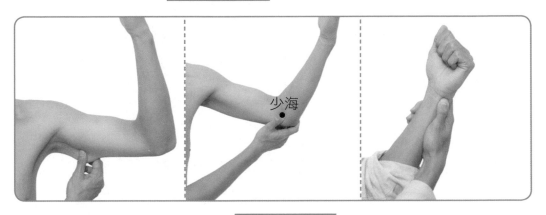

掐揉「蝴蝶袖」　　　　心經易堵點　少海穴、「腕部四穴」

說明　中醫認為，「口瘡」與心、脾兩臟有關。脾開竅於口，口與脾的功能是統一協調的。脾主肉，所以脾虛容易導致口腔潰瘍；而如果心火亢盛，也可致口舌生瘡。因此，疏通脾經、胃經、心經的堵塞點，可以使相應臟腑的功能得到最大程度的發揮，氣血運行回歸正常，以提高機體的自癒能力。

潰瘍面塗抹紅糖，適用於脾虛所致的潰瘍，因為紅糖屬土，補脾的效果好，塗抹在潰瘍面上有修復作用。而冰硼散適合心火亢盛所致的口舌生瘡，患者伴有口臭、心煩、大便祕結、潰瘍面紅腫起皰等症狀。

另外，《傷寒雜病論》中的半夏瀉心湯是清心火、健脾胃的良方，請中醫師當面診治後，若符合心火旺脾胃虛弱的症狀，口服此方效果很好。

女性常見疾病

痛經	123
乳腺增生	125
尿道感染	128
性冷感	130
甲狀腺結節	133
崩漏（功能性子宮出血）	136
腹部術後不排氣	139

痛經

以敲揉的手法，探查雙側脾經的地機穴、三陰交穴，點揉肝經的陰包穴、太衝穴，和腎經的大鐘穴、水泉穴、照海穴，以及膀胱經的崑崙穴，找到疼痛點。

自我
調理
在探查到的痛點處敲擊或點揉 3 ～ 5 分鐘，每日 2 次。在經期疼痛發作時可以進行，持續幾日，直至穴位痛感減輕。

見效
時間
當下見效。

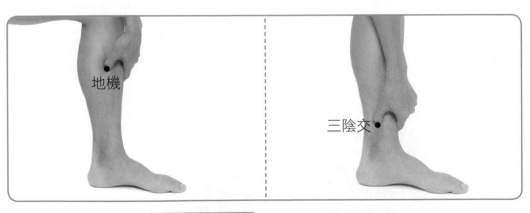

脾經易堵點 地機穴、三陰交穴

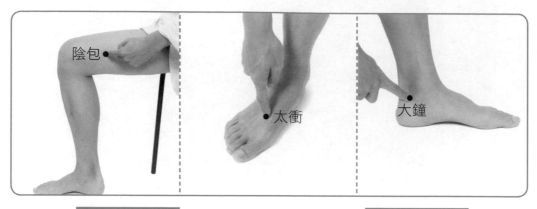

| 肝經易堵點 | 陰包穴、太衝穴 | 腎經易堵點 | 大鐘穴 |

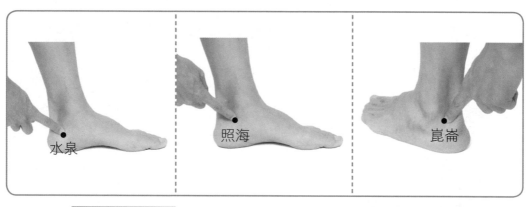

| 腎經易堵點 | 水泉穴、照海穴 | 膀胱經易堵點 | 崑崙穴 |

 說明

在中醫看來，肝、脾、腎三臟對女性的生理週期至關重要。保持經絡的暢通，是肝、脾、腎、膀胱這四個臟腑功能正常的基礎。痛經的原因雖有多種，比如寒凝、氣滯、血瘀等，皆與肝、脾、腎有關，經期疼痛的朋友可以先疏通這些經絡，多數人會有意外驚喜。

每種疾病的出現都不是偶然的，在疾病形成的過程中，一定是我們做錯了什麼，身體才會出現相應症狀。痛經或月經不調的朋友，不妨回憶一下自己是否持續受寒，比如冬天穿得少、夏天吹空調；是否容易焦慮、易怒、情緒糾結；是否飲食不規律，營養過剩或不足；是否熬夜不按時睡覺。這些因素要主動去除，以免復發。

乳腺增生

以敲擊或點揉的手法，探查雙側心包經的天泉穴、「肘下 2 寸」，肝經的陰包穴、太衝穴，和胃經的髀關穴、內庭穴，以及三焦經的四瀆穴、消濼穴，找到疼痛點。

自我檢查

自我調理

(1) 在探查到的痛點處敲擊或點揉 3 ～ 5 分鐘，每日 2 次。持續數日，直至痛感減輕。
(2) 在小腸經的天宗穴處拔罐。

見效時間

15 天。

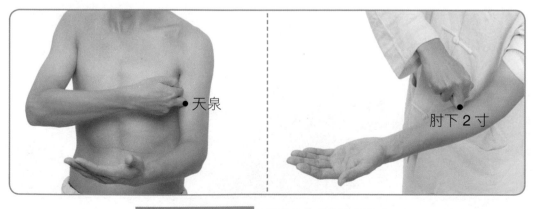

• 天泉

肘下 2 寸

心包經易堵點 天泉穴、「肘下 2 寸」

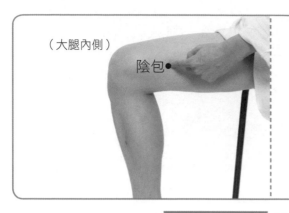
（大腿內側）

陰包•

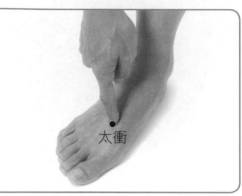

太衝

肝經易堵點 陰包穴、太衝穴

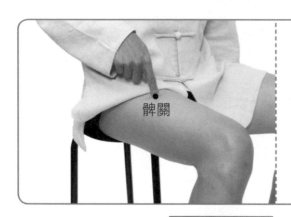

髀關

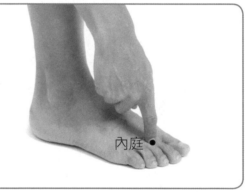

內庭

胃經易堵點 髀關穴、內庭穴

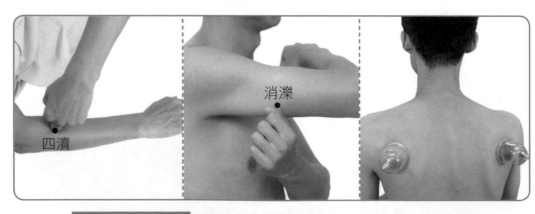

消濼

四瀆

三焦經易堵點 四瀆穴、消濼穴　　　　天宗穴拔罐

說明 中醫稱此類增生為「乳癖」，常因鬱怒傷肝、思慮傷脾、氣滯血瘀，而痰凝成核。這有形的腫塊，其實就是鬱結在體內的一口沒有排解的惡氣，一開始只是阻礙氣血運行，久之局部氣血不能順利抵達，廢物不能及時排出而形成。很多朋友在敲揉心包經天泉穴的時候，馬上打嗝，而且很痛快，這就是鬱氣在排出。

試想，我們每天有幾件真正順心的事呢？多數時間，我們的內心因瑣碎的家務、繁重的工作、看似重要的應酬，而忙亂、焦慮、糾結。不良情緒產生的鬱氣總要有個發洩的出口，可是我們又突然發現自己好像失去了打嗝、放屁的能力，疏通心包經、肝經、三焦經，就是要恢復人體自身理氣解鬱的能力。

「經脈所過，主治所及」，從經絡的循行路線來看，胃經經過乳房，正好壓在乳頭上，胃經為多氣多血之經絡，它的暢通，可以好好地運送營養、排出廢物。

小腸經的天宗穴在背部，正對著乳腺，是調節乳房的要穴，女性產後缺乳時，可以按揉此穴。另外，在天宗穴處拔罐，每次留罐 10 分鐘，拔兩天停一天，直至罐痕徹底消失，對於改善乳腺增生效果顯著。注意，經期不要拔罐。

尿道感染

自我檢查
以點揉的手法，探查雙側腎經的水泉穴、照海穴，和膀胱經的崑崙穴，以及肝經的陰包穴、太衝穴，找到疼痛點。

自我調理
在探查到的痛點處按揉 3 ～ 5 分鐘，每日 2 次。持續一週，痛感將會減輕。

見效時間
1 ～ 3 天。

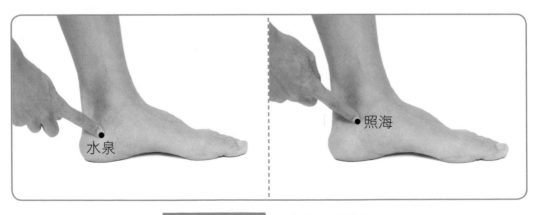

水泉

照海

腎經易堵點 水泉穴、照海穴

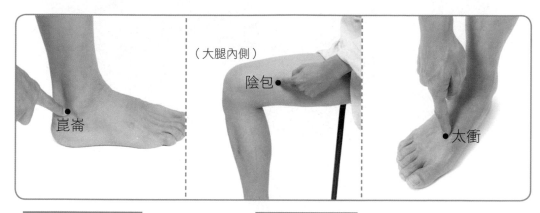

| 膀胱經易堵點 | 崑崙穴 |
| 肝經易堵點 | 陰包穴、太衝穴 |

 說明　尿道感染有急性的泌尿系統症狀，如頻尿、尿急、尿痛，腰痛和（或）下腹部痛；也有人繼發全身感染的症狀，如寒顫、發熱、頭痛、噁心、嘔吐、食慾不振等。

以抗生素殺菌是現代醫學對尿道感染的常規治療方法。除此以外，還可以點揉腎經的水泉穴和照海穴，以及膀胱經的崑崙穴，這時會有刺痛感。忍住疼痛，持續按揉 3 分鐘，痛感將下降，尿道的問題會有緩解。

另外，肝經的循行路線環繞陰器，因此保持肝經氣血運行的順暢很有必要——敲揉肝經的陰包穴，也能減輕症狀。

性冷感

 自我檢查
以敲擊或點揉的手法，探查雙側肝經的陰包穴、太衝穴，和脾經的地機穴、三陰交穴、公孫穴、太白穴，以及腎經的大鐘穴、水泉穴、照海穴，找到疼痛點。

 自我調理
(1) 在探查到的痛點處敲擊或點揉 3 ～ 5 分鐘，每日 2 次。持續一週，待痛感減輕，病症會有好轉。

(2) 撮谷道。提肛，連同會陰一起上升（忍大便狀），停留 10 秒鐘，呼氣時輕輕放鬆，每次重複 5 分鐘，以小腹部產生溫熱感為宜，每日 3 次。

(3) 晨起艾灸督脈的命門穴（肚臍水平線與後正中線交點，按壓有凹陷處即是）和任脈的關元穴，每日一穴，交替艾灸 20 ～ 30 分鐘。持續數日，待艾灸 2 ～ 3 分鐘熱感即充滿全腹時，方可停止。

 見效時間
15 天。

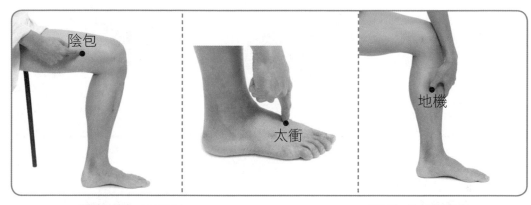

肝經易堵點 陰包穴、太衝穴　　脾經易堵點 地機穴

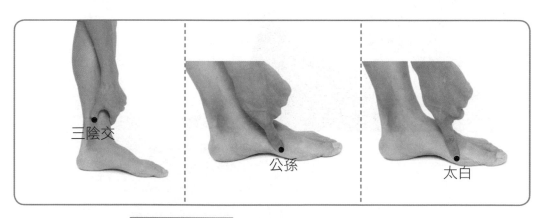

脾經易堵點 三陰交穴、公孫穴、太白穴

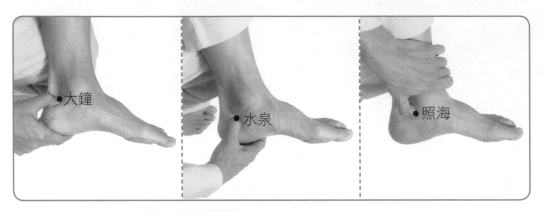

腎經易堵點 大鐘穴、水泉穴、照海穴

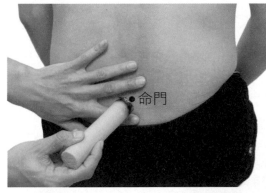

艾灸命門穴、關元穴

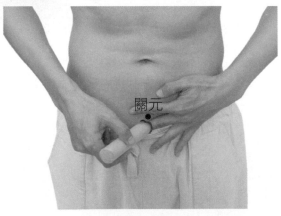

甲狀腺結節

自我檢查 以敲擊或點揉的手法，探查雙側心包經的天泉穴、「肘下 2 寸」，肝經的陰包穴、太衝穴，以及胃經的髀關穴、內庭穴；按揉大腸經的手五里穴、手三里穴、合谷穴，以及三焦經的四瀆穴、消濼穴，找到疼痛點。

自我調理 在探查到的痛點處敲揉 3 ～ 5 分鐘，每日 2 次。持續數日，直至痛感減輕。

見效時間 7 ～ 15 天。

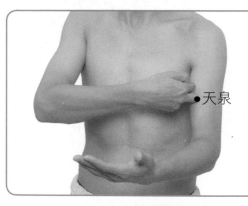
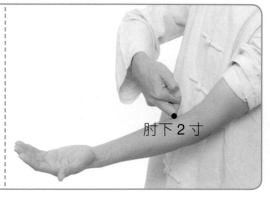

●天泉

肘下 2 寸

心包經易堵點 天泉穴、「肘下 2 寸」

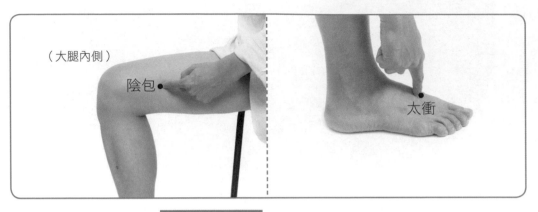

（大腿內側）

陰包

太衝

肝經易堵點 陰包穴、太衝穴

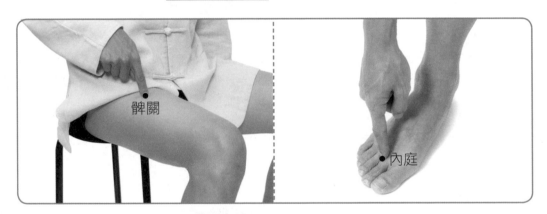

髀關

內庭

胃經易堵點 髀關穴、內庭穴

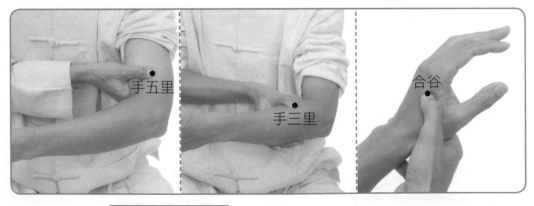

手五里

手三里

合谷

大腸經易堵點 手五里穴、手三里穴、合谷穴

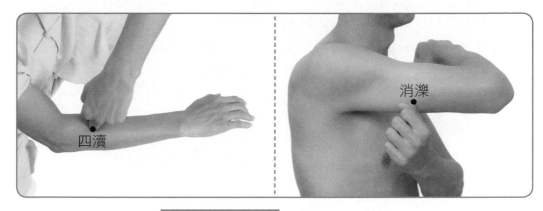

三焦經易堵點 四瀆穴、消濼穴

 說明 甲狀腺結節是中老年女性的常見問題，其成因與乳腺增生類似，也是一種鬱結，所以要疏通心包經、肝經、三焦經，化解鬱氣，恢復人體自身理氣解鬱的能力。

從經絡的走行路線來看，大腸經、胃經經過甲狀腺，為陽明經，多氣多血，可以好好地運送營養、排出廢物。有經驗的針灸師，治療「瘰瘤瘰癧」（甲狀腺結節）時，常用針從大腸經肘關節的曲池穴透刺三角肌下的臂臑穴，即是這個道理。

如果有人同時患有乳腺增生，在疏理經絡後，可能會發現乳腺增生變小或消失。其實，恢復身體的和諧，往往「一舉多得」。

另外，甲狀腺結節與情志有很大的關聯，建議平時要修心養性，遇事淡然，保持情緒順暢。

崩漏（功能性子宮出血）

自我檢查 以敲擊或點揉的手法，探查雙側脾經的地機穴、三陰交穴，和肝經的陰包穴、太衝穴，以及腎經的大鐘穴、水泉穴、照海穴，找到疼痛點。

自我調理 (1) 在探查到的痛點處敲揉 3 ～ 5 分鐘，每日 2 次。持續幾日，直至穴位痛感減輕，症狀可有改善。
(2) 艾灸雙側脾經的隱白穴（在大腳趾內側趾甲角旁），每次 30 分鐘，至病情緩解。

見效時間 1 ～ 3 天。

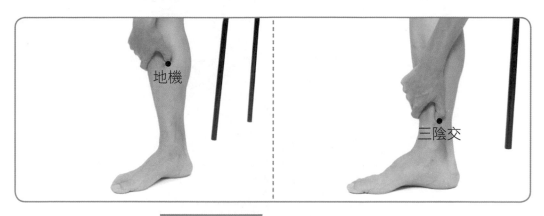

脾經易堵點 地機穴、三陰交穴

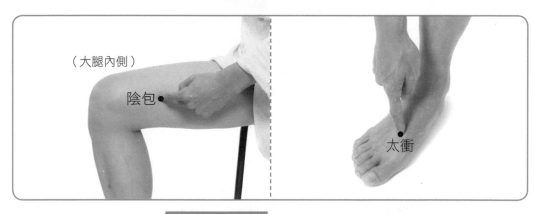

肝經易堵點 陰包穴、太衝穴

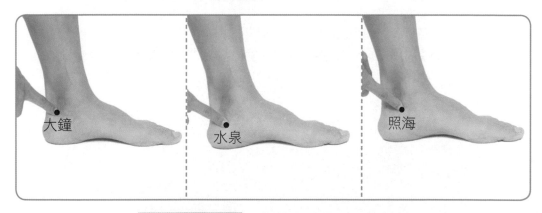

腎經易堵點 大鐘穴、水泉穴、照海穴

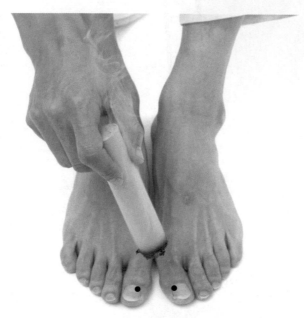

艾灸隱白穴

說明 有的女性朋友月經淋漓不盡，持續不走，嚴重者經血量大，稱為崩漏。女性的月經問題與肝、脾、腎三臟關係密切，疏通肝、脾、腎經，促進這三個臟器的功能，對於解決女性的月經問題有幫助。

隱白穴是脾經的第一個穴位，與肝、脾、腎有關聯。對於崩漏，臨床上可以在此穴艾灸。艾灸時雙腳併攏，用艾條同時懸灸兩側隱白穴，每次 30 分鐘，每日 1 次，持續一週。

腹部術後不排氣

 自我檢查 以敲擊的手法，探查雙側大腸經的手五里穴、手三里穴、合谷穴，點揉肺經的孔最穴、魚際穴，找到疼痛點。

自我調理 在探查到的痛點處按揉 3～5 分鐘，每日 2 次。持續幾日，穴位處的痛感消失後，症狀會有緩解。

見效時間 1～2 天。

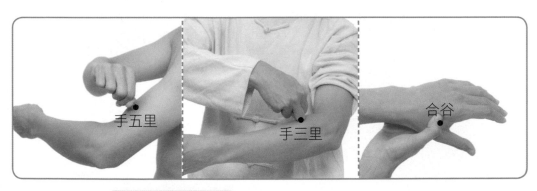

大腸經易堵點 手五里穴、手三里穴、合谷穴

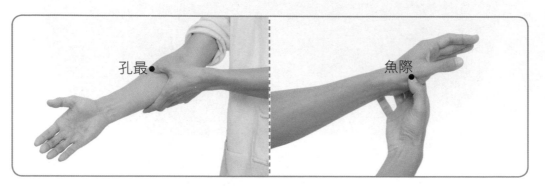

孔最   魚際

肺經易堵點 孔最穴、魚際穴

說明 腹部手術，包括剖腹產術後，腸道是否蠕動非常重要。病人術後 48 ～ 72 小時應該排氣，如果不能排氣，代表腸道蠕動差，不能進食。而患者本人腹脹如鼓，異常痛苦。

關於術後護理，可以在第一時間疏理大腸經，促進腸道功能的恢復。因為肺與大腸相表裡，所以可按揉肺經的孔最穴和魚際穴，同時肺有降氣的作用，術後患者多耗氣，促進肺的功能可以增強腸道蠕動的動力。

患者術後身體虛弱，而按揉經絡易堵塞穴位會比較痛，所以可以交替按揉，每個穴位刺激 3 分鐘。按揉合谷穴和魚際穴的手法很重要，如果按揉到位，當天便可以見效。

男性疾病

前列腺炎　142

陽痿　144

早洩　146

疝氣　149

前列腺炎

自我檢查　以點揉的手法，探查雙側腎經的易堵點：大鐘穴、水泉穴、照海穴，找到疼痛點。

自我調理
(1) 在探查到的痛點處按揉 3 分鐘，每日 2 次。持續一週，待痛感減輕，症狀會有改善。
(2) 點揉雙側腎經的肓俞穴（位於肚臍旁邊 0.5 寸，左右各一）5 分鐘，每日 2 次。
(3) 在雙側膀胱經的腎俞穴處拔罐 15 分鐘，拔兩天停一天，待黑紫顏色消失，方可停止。
(4) 撮谷道，每日 3 次。

見效時間　3～7 天。

說明　前列腺屬於生殖系統，與腎有關，所以先疏理腎經，恢復腎的功能。肓俞穴是前列腺在體表的反應點，大多數前列腺疾病患者，在以食指點揉肓俞穴時會有壓痛感，病情輕則壓痛感輕，嚴重者則壓痛感重。
個別前列腺問題嚴重的患者，當點揉肓俞穴時，尿道口立刻就有分泌物排出，因此應每天早晚各揉一次肓俞穴。

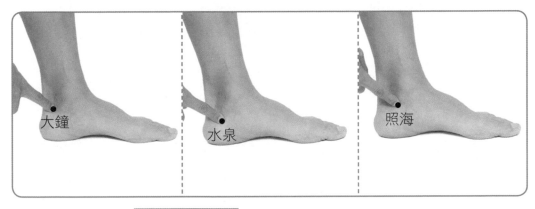

腎經易堵點 大鐘穴、水泉穴、照海穴

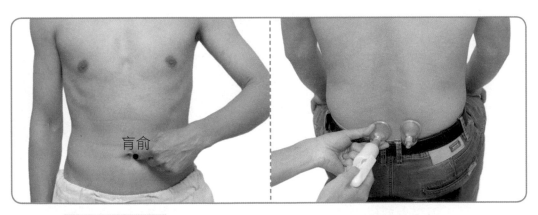

腎經易堵點 肓俞穴　　　　　　　腎俞穴拔罐

陽痿

自我檢查

以點揉的手法，探查雙側肝經的陰包穴、太衝穴，腎經的大鐘穴、水泉穴、照海穴，以及肺經的尺澤穴（屈肘時，觸及肌腱，其外側緣即是），找到疼痛點。

自我調理

(1) 在探查到的痛點處點揉 3 ～ 5 分鐘，每日 2 次。持續幾日，直至痛感減輕。
(2) 在雙側膀胱經的腎俞穴處拔罐 15 分鐘，拔兩天停一天，待黑紫顏色消失，方可停止。
(3) 撮谷道。

見效時間

7 ～ 15 天。

說明

陽痿是肝的問題。《黃帝內經・靈樞・五音五味》中說：「宦者去其宗筋，傷其沖脈。」這裡「宗筋」指的就是男性生殖器，宗筋即能曲，又能直。陽痿就是宗筋曲而不直了，這代表肝的疏泄功能出了問題。

現在對待這些問題多用壯陽藥物，明明人家要休息，卻硬趕著上工，此法看似有效，卻是飲鴆止渴。

「撮谷道」、靜養、疏通相應經絡，都有利於肝氣的順暢。

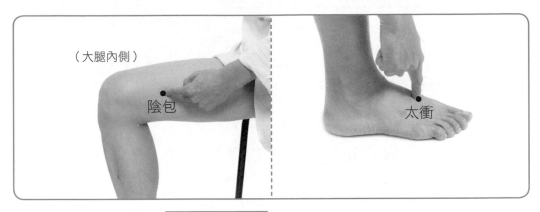

（大腿內側）

陰包

太衝

肝經易堵點 陰包穴、太衝穴

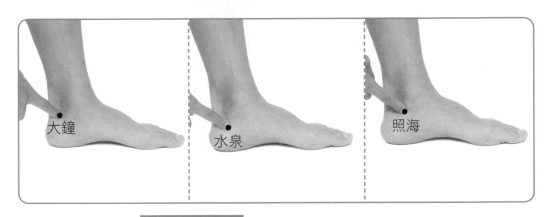

大鐘

水泉

照海

腎經易堵點 大鐘穴、水泉穴、照海穴

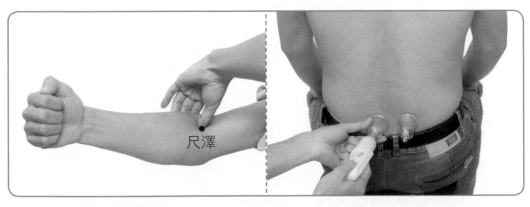

尺澤

肺經易堵點 尺澤穴

腎俞穴拔罐

早洩

以敲擊或按揉的手法，探查雙側腎經的大鐘穴、水泉穴、照海穴，膀胱經的崑崙穴、委中穴，以及肝經的陰包穴、太衝穴，找到疼痛點。

(1) 在探查到的痛點處按揉 3 ～ 5 分鐘，每日兩次。持續幾日，待痛感減輕，身體會有變化。
(2) 在膀胱經的腎俞穴處拔罐 15 分鐘，拔兩天停一天，待黑紫顏色消失，方可停止。
(3) 晨起時艾灸督脈的命門穴和任脈的關元穴，每日一穴，交替艾灸 20 ～ 30 分鐘。持續數日，待艾灸 2 ～ 3 分鐘熱感即充滿全腹時，方可停止。
(4) 撮谷道。

15 天。

情緒緊張是導致早洩的心理因素，而腎氣弱、精關不固就是生理原因了。對待早洩問題要從恢復腎氣入手，疏通經絡、腎俞穴拔罐、艾灸關元穴和命門穴，此類方法可能見效慢些，但對身體來說相對安全。
如果腎氣過於虛弱，還需請中醫師當面辨證診治，切勿自己擅用壯陽藥。

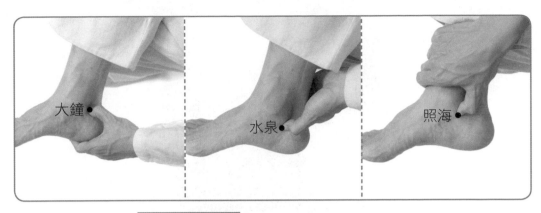

腎經易堵點 大鐘穴、水泉穴、照海穴

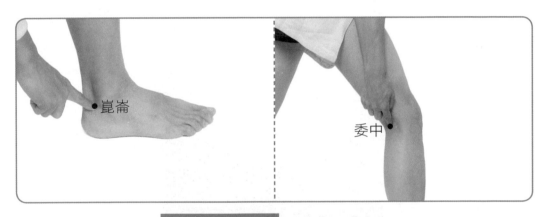

膀胱經易堵點 崑崙穴、委中穴

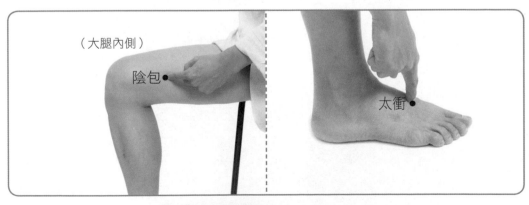

肝經易堵點 陰包穴、太衝穴

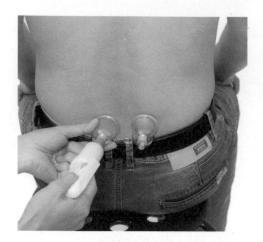

腎俞穴拔罐

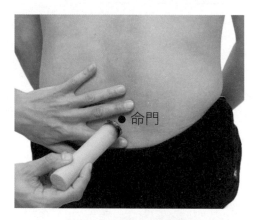

艾灸命門穴、關元穴

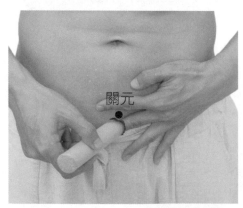

疝氣

以按揉的手法，探查雙側肝經的陰包穴、太衝穴，以及肺經的孔最穴、魚際穴；用指甲點揉大敦穴（大趾趾甲根邊緣約 2 公釐處，靠第二趾一側）和上大敦穴，找到疼痛點。

自我
調理

(1) 在探查到的痛點處按揉 3 ～ 5 分鐘，每日 2 次，持續至痛感減輕。
(2) 艾灸三焦經的左陽池穴（在手背腕關節橫紋中點）和任脈的中脘穴，每日一穴，交替艾灸 20 ～ 30 分鐘。持續數日，待艾灸中脘穴 2 ～ 3 分鐘熱感即充滿全腹時，方可停止。

見效
時間

7 ～ 15 天。

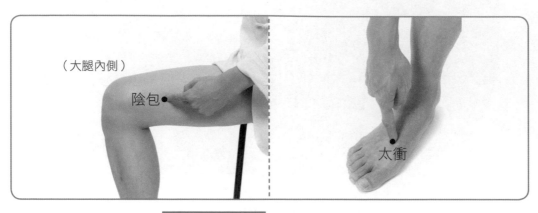

（大腿內側）

陰包●

太衝

肝經易堵點 陰包穴、太衝穴

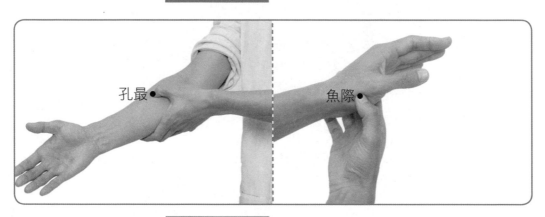

孔最●

魚際●

肺經易堵點 孔最穴、魚際穴

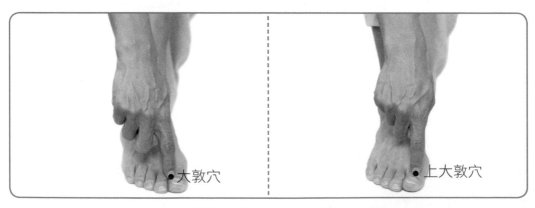

●大敦穴

●上大敦穴

點揉大敦穴、上大敦穴

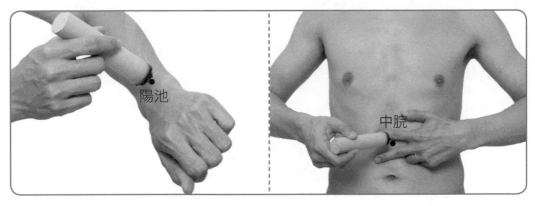

艾灸陽池穴、中脘穴

疝氣是人體組織或器官部分離開原來的部位，透過人體間隙、缺損或薄弱部位，進入另一部位。

中醫認為疝氣的發病原因與以下幾個因素有關：

(1) 肝氣鬱滯，憂思、憤怒、情志不舒、氣機不暢，氣竄於少腹而發病。

(2) 寒濕內停，久坐寒濕之地，或雨淋受寒，致使寒濕之邪侵襲肝經而發病。

(3) 中氣下陷、房勞過度、傷於正氣，致使氣虛下陷患於少腹，或小兒先天稟賦不足，或老年人肝腎虧虛、筋脈鬆弛，或因脾胃虛弱、中氣下陷、升提失職而發病。

疝氣的自我調理以疏通肝經、肺經為主，以保持氣機順暢。

艾灸左陽池穴和中脘穴可以提升中氣。

另外，在大敦穴附近有一經外奇穴，對治療成人疝氣有特殊療效，被命名為上大敦穴，其位置在足大趾上，以患者的足大趾趾甲根部為邊長，在大腳趾背部畫正方形，甲根部對邊中點處即是。針對此穴，刮痧、針刺均可。

亞健康狀態

肥胖	153
失眠	157
風寒感冒（初期）	160
小兒風寒感冒發燒	163
咳嗽	165
落枕	168
腿部抽筋	170
濕疹	172

肥胖

自我檢查 以敲擊或按揉的手法，探查雙側脾經的地機穴、三陰交、公孫穴、太白穴，以及胃經的髀關穴、豐隆穴；點揉腎經的大鐘穴、水泉穴、照海穴，找到疼痛點。

自我調理 (1) 在探查到的痛點處敲擊或按揉 3 ～ 5 分鐘，每日 2 次。持續一週，穴位處痛感會消失。

  ❶ 大腿肥胖：雙手同時捏揉大腿內側贅肉 5 分鐘，每日 2 次。

  ❷ 腹部贅肉：從兩肋開始捏揉、撚搓至肚臍，每次 10 分鐘，每日 2 次。

  ❸ 上臂「蝴蝶袖」：用拇指與食指的指肚，從腋下至肘關節，每側一次撚搓 5 分鐘。

(2) 在雙側膀胱經的腎俞穴處拔罐 15 分鐘，拔兩天停一天，待黑紫顏色消失，方可停止（女性經期勿拔罐）。

(3) 晨起時，用艾條交替懸灸任脈的關元穴和中脘穴，以及督脈的命門穴，每日一穴，每次 20 ～ 30 分鐘。

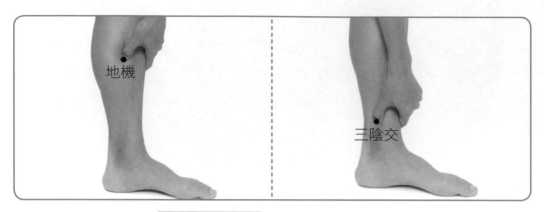

脾經易堵點 地機穴、三陰交穴

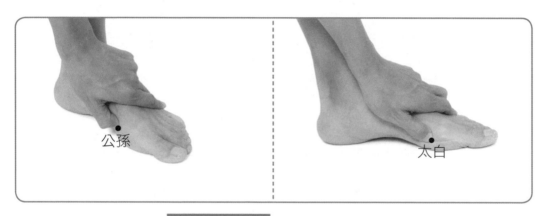

脾經易堵點 公孫穴、太白穴

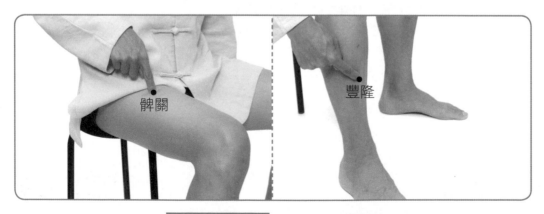

胃經易堵點 髀關穴、豐隆穴

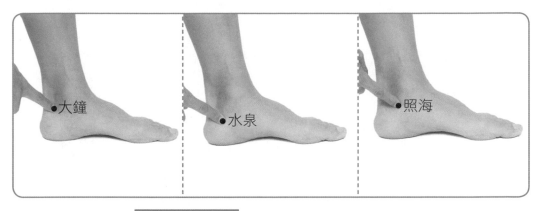

腎 經 易 堵 點　大鐘穴、水泉穴、照海穴

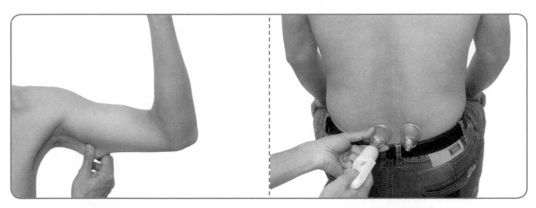

撚搓「蝴蝶袖」　　　　　　　腎俞穴拔罐

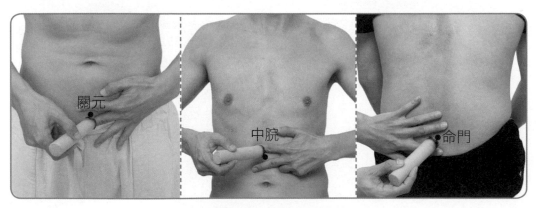

艾灸關元穴、中脘穴、命門穴

美觀，是健康的副產品。現代人以瘦為美，追求骨感，所以女人們一年四季糾結於自己的體形。因為怕胖，擔心身材變形，有些女士不吃主食而吃水果；生孩子選擇剖腹產；不母乳餵養而讓寶寶喝牛奶；不該運動的時候拚命折騰出汗……我們把脂肪當作身體發胖的敵人，殊不知，皮下緊致、細膩的脂肪是有益的，是身體的保溫層。好脂肪不僅是保溫層，更重要的是能儲存能量。在長期營養匱乏後，人變瘦了，就是因為為了確保身體的能量供應而消耗平時儲存的脂肪。

廢物脂肪不僅沒有保溫、儲存能量的作用，還會阻礙氣血的運行，比如「游泳圈、小肚腩」。這類脂肪呈絮狀，捏揉時有顆粒狀的感覺，疼痛難忍。由於氣血運行不暢，廢物脂肪會越積越多，反過來進一步影響營養、廢物的代謝。

身體的廢物脂肪如何形成？多數人源於脾虛。脾主肉，脾的運化功能失常，不能將食物充分轉化，而形成廢物脂肪堆積於腹部。大部分女性在生完孩子後發胖，贅肉形成，這是腎氣不足導致的。

而胃像一口大鍋，食物在裡面腐熟後，易於消化。胃能否將食物充分腐熟，取決於鍋底下的火，也就是脾、腎的陽氣是否旺盛。

減肥首先要恢復脾、腎的功能。疏通脾經、胃經，在「腎俞穴」拔罐，同時持續艾灸，待脾的運化能力增強後，肌肉自然會變得有彈性。對付相應經絡的贅肉，對局部進行仔細捏揉，是最有效的方法。初期會很痛，持續幾日後痛感自會下降；持續刺激，肌肉慢慢會變得結實。年輕人氣血相對旺盛，贅肉消除得快，而氣血虛弱者可能 3 ～ 6 個月見效。當然，多久見效，取決於持續。

失眠

自我檢查 以敲擊或掐揉的手法，探查雙側心經的「蝴蝶袖」、少海穴、「腕部四穴」，以及胃經的髀關穴、足三里穴；點揉雙側肝經的陰包穴、太衝穴，肺經的孔最穴、魚際穴，以及脾經的地機穴、三陰交穴、太白穴、公孫穴，找到疼痛點。

自我調理 在探查到的痛點處敲擊或按揉 3 ～ 5 分鐘，每日 2 次。持續幾日，待痛感減輕，症狀會有緩解。

見效時間 5 ～ 7 天。

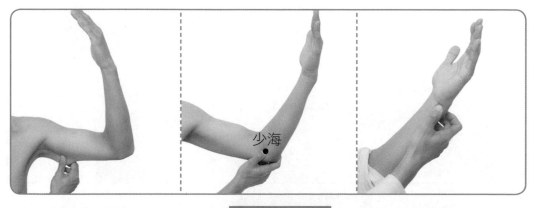

掐揉「蝴蝶袖」　　　**心經易堵點** 少海穴、「腕部四穴」

少海

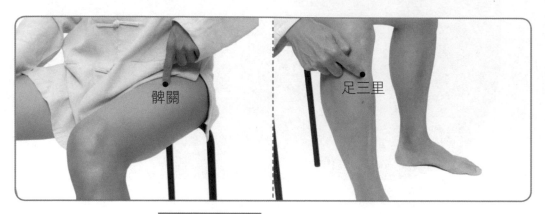

胃經易堵點 髀關穴、足三里穴

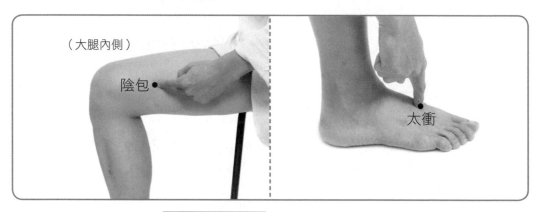

（大腿內側）

陰包

太衝

肝經易堵點 陰包穴、太衝穴

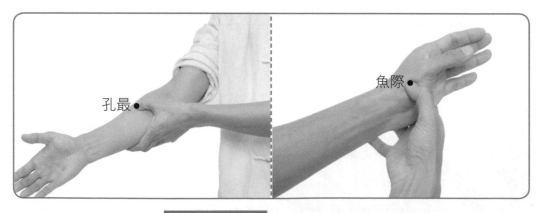

魚際

孔最

肺經易堵點 孔最穴、魚際穴

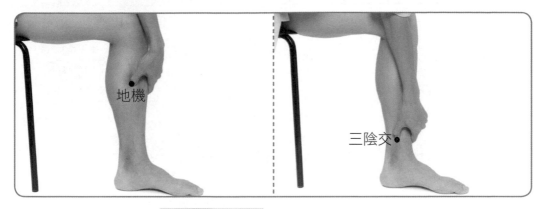

脾經易堵點 地機穴、三陰交穴

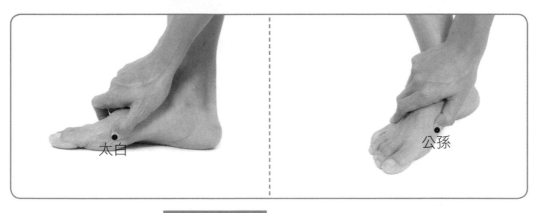

脾經易堵點 太白穴、公孫穴

說明 失眠是一個大問題，涉及的臟腑比較多。對於失眠，我們可以想像一個場景：天黑，太陽下山，人困倦準備入睡。此時體內的格局應該是心火下降、脾土上升。如果中焦不通、胃氣不和，這樣的格局就難以實現，所以要疏理心經、脾經、胃經的易堵塞穴位，恢復這三個臟腑的功能。對於夢中驚醒或定時醒來的人，需要疏理肝經和肺經，肝升、肺降則一氣周流。

中醫講「胃不和則寢不安」，日常養護應該注意晚餐不要過量。心腎不交也會導致失眠，因此平時不要勞心勞力。

風寒感冒（初期）

 自我檢查 以敲擊或點揉的手法，探查雙側肺經的孔最穴、魚際穴，以及大腸經的手五里穴、手三里穴、合谷穴；按揉膀胱經的崑崙穴，和三焦經的四瀆穴、消濼穴，找到疼痛點。

 自我調理 (1) 在探查到的痛點處敲擊或按揉 3 ～ 5 分鐘，每日若干次。
(2) 在頸背部脊柱（督脈）和兩側膀胱經、膽經處刮痧。

 見效時間 1 天。

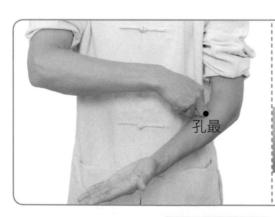
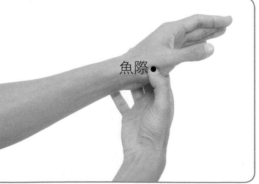

肺經易堵點 孔最穴、魚際穴

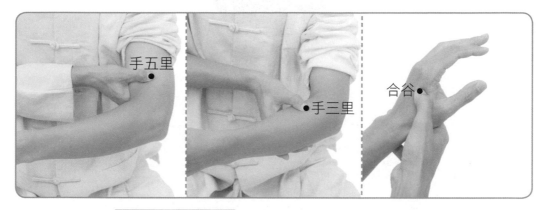

大腸經易堵點 手五里穴、手三里穴、合谷穴

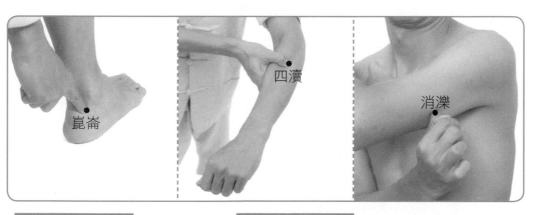

膀胱經易堵點 崑崙穴   **三焦經易堵點** 四瀆穴、消濼穴

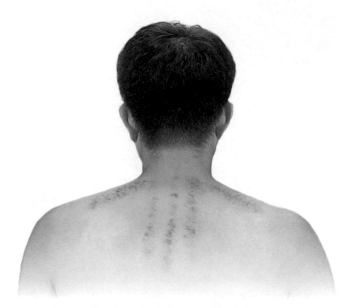

督脈、膀胱經、膽經刮痧

說明　上面的方案適合「風寒感冒發燒」的初期階段。

這個階段的身體表現是怕冷、無汗、打噴嚏、流清鼻涕、小便白且量大。因為是初起，此時身體可能還沒有發熱。

肌表感受寒邪時，敵人先侵襲機體的第一道屏障，此時在頸背部脊柱、膀胱經、膽經處刮痧是最快速的方法，可以直接將邪氣清理出身體。

膀胱經為身體的第一道屏障，而「肺主皮毛」，所以可以自我疏通肺經和膀胱經的易堵塞穴位，恢復這兩個臟器的功能，驅邪外出。

中醫認為，大腸與肺是表裡關係，相互關聯，所以感冒發燒常伴有便祕等腸道問題。古人也認為，「三焦膀胱者，腠理毫毛其應」，所以三焦與膀胱也有關聯，主導水液的代謝。因此，可配合按揉、疏通大腸經和三焦經的易堵塞穴位。

需要提醒一下：感冒時，如果口不渴，盡量控制飲水量，不要多喝水；要尊重身體感受，不渴不飲。

小兒風寒感冒發燒

　　下面介紹的方法不是如何治療小兒風寒感冒發燒，而是怎樣在發病之前進行預防。讓孩子不生病，防患於未然，更值得學習。

　　「吮痧」是最簡單、最有效、最有愛心，最能夠體現預防在前的方法。

　　幼兒在寒冷環境下停留過久，或者剛剛出現打噴嚏、流鼻涕、輕微鼻塞的情況，家長要重視，應該馬上在頸部沿督脈和兩側膀胱經，從後髮際開始向下吮吸至背部，直到不出痧為止。因為這時外邪侵襲肌表，輕輕吮吸，即會出痧。痧出，邪氣消散，將敵人「請」出身體，自然不會出現感冒、發燒的情況。為了防止寒邪入裡，吮吸這三條線後再吮吸頸部膽經路線，如果出痧，可以高枕無憂。

　　對於「小兒吮痧」預防風寒感冒，筆者屢試不爽。這個方法簡單，容易進行，孩子沒有任何痛苦，還以為家長和他（她）嬉戲玩耍。更主要的是在發病之前，清除隱患，防患未然。期望所有的家長學會此法。

吮痧的時機：

(1) 天氣驟降或在酒店、高鐵、地鐵等室內溫度較低的地方停留過久。

(2) 剛剛出現打噴嚏、流鼻涕、鼻塞的情況。

此時寒邪在表，稍微用力吮吸，痧就會出來，如果孩子已經有發燒，病邪入裡，吮吸可能不會出痧，效果不明顯。所以預防在先，需要家長時時警覺、用心。

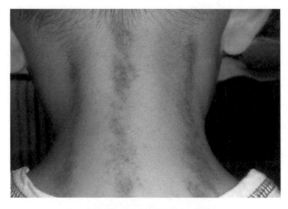

督脈和膀胱經吮痧

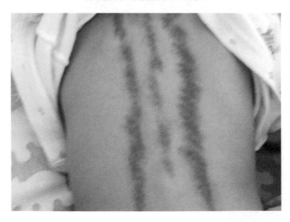

咳嗽

以敲擊或按揉的手法，探查雙側肺經的孔最穴、魚際穴；點揉腎經的大鐘穴、水泉穴、照海穴，以及脾經的太白穴、公孫穴，找到疼痛點。

(1) 在探查到的痛點處敲揉 3 ～ 5 分鐘，每日 2 次。持續幾日，待痛感減輕，症狀將會緩解。

(2) 在雙側肺俞穴和胸部肋間隙處刮痧，如果肺俞穴不能刮出痧，代表病位在裡，可以在肺俞穴處拔罐 10 分鐘，拔兩天停一天，罐痕消失則停止（若是小兒咳嗽，可以在肺俞穴拔罐，留罐 2 分鐘）。

(3) 久咳者，在腎俞穴處拔罐 15 分鐘，拔兩天停一天，罐痕消失則可停止。

1 ～ 3 天。

咳嗽是身體的一種本能，當體內有「異物」，比如痰、餘寒、餘熱的時候，透過咳嗽的形式，將其請出身體。感冒後的咳嗽，感冒好像好了，其實還有餘邪未解，於是頻繁咳嗽。而疏理肺經，在肺俞穴處拔罐，在胸部肋間隙刮痧，原則上可以手到咳除。另外，「肺為儲痰之器，脾為生痰之源」，在脾經的太白穴，多數人痛感明顯，這代表有恙，要認真按揉。

《黃帝內經·素問·欬論》中說：「肺欬之狀，欬而喘息有音，甚則唾血。心欬之狀，欬則心痛，喉仲介介如梗狀，甚則咽腫喉痹。肝欬之狀，欬則兩脅下痛，甚則不可以轉，轉則兩胠下滿。脾欬之狀，欬則右胠下痛，陰陰引肩背，甚則不可以動，動則欬劇。腎欬之狀，欬則腰背相引而痛，甚則欬涎。」

久咳，會耗損腎氣，頑固性咳嗽的朋友可以對照上段文字，判斷自己屬於何種「咳」，然後選擇對應臟腑的「背俞穴」拔罐，按揉其經絡易堵塞穴位，會有良效。

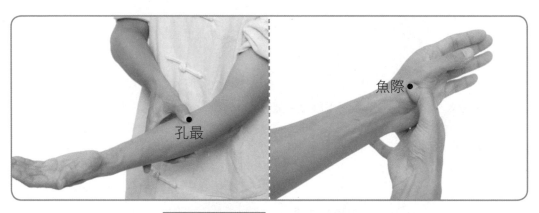

肺經易堵點 孔最穴、魚際穴

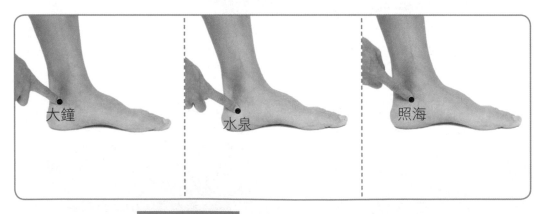

腎經易堵點 大鐘穴、水泉穴、照海穴

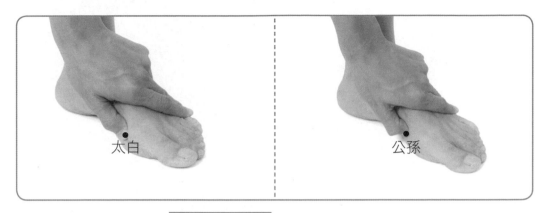

脾經易堵點 太白穴、公孫穴

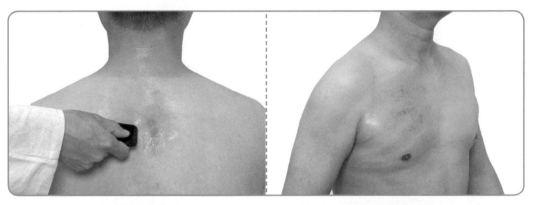

肺俞穴刮痧

胸部肋間隙刮痧

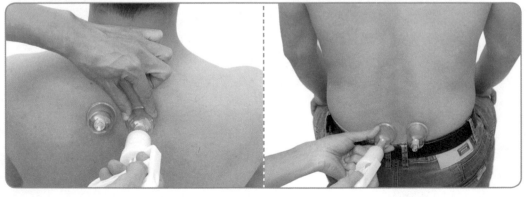

肺俞穴拔罐

腎俞穴拔罐

落枕

以點揉的手法，探查雙側經外奇穴的「落枕穴」，以及小腸經的後溪穴，找到疼痛點。

在探查到的痛點處點揉 3～5 分鐘，邊點揉，邊微微晃動頸部，增加頸部的活動度。

見效時間
當下見效。

說明
落枕的問題很常見，頸部氣血瘀滯是內因，頸部體位持續不正是外因。欲調理落枕，需恢復頸項部的氣血運行，促進局部肌肉、韌帶的營養供應，所以平時要保持頸項部的柔軟。
點揉後溪穴和經外奇穴「落枕穴」，可以快速解決病痛。點揉後溪穴與「落枕穴」時，哪個痛揉哪個，點揉的同時輕輕扭動頸部，逐漸增加活動幅度。隨著穴位痛感的減輕，頸部的痛感會下降、消失。

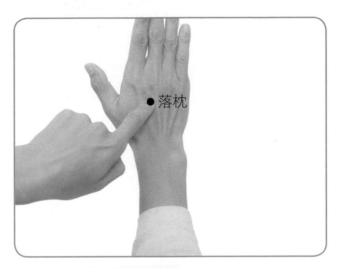

經外奇穴 「落枕穴」

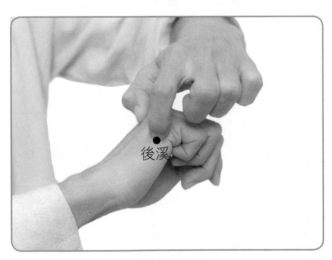

小腸經易堵點 後溪穴

腿部抽筋

自我檢查 以敲擊或點揉的手法，探查患側膀胱經的承山穴、合陽穴、崑崙穴，以及肝經的陰包穴，找到疼痛點。

自我調理 在探查到的痛點處敲揉 3 ～ 5 分鐘，每日 2 次。持續 3 天，待痛感減輕，症狀可緩解。

見效時間 1 ～ 3 天。

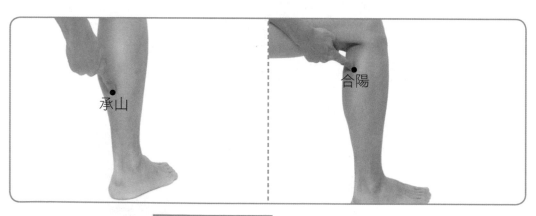

膀胱經易堵點 承山穴、合陽穴

承山

合陽

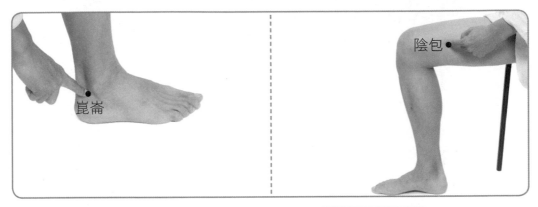

| 膀胱經易堵點 | 崑崙穴 | 肝經易堵點 | 陰包穴 |

說明 説到抽筋，人們總以為是缺鈣所致，但有些人檢測後血鈣指標正常，或者補鈣後症狀卻得不到緩解。我們知道缺鈣會使肌肉痙攣，但補鈣效果不明顯，難道沒有另一種可能嗎？其實是血液中的鈣不缺乏，只是沒有好好地布散到肌肉細胞中。比如「寒主收引」，小腿受寒的時候更容易抽筋，因此冬季或常吹空調時發病率高；而肝血虧虛時，血不榮筋，筋脈失養，這種原因也會導致肌肉細胞的微量元素不足。

對於受寒引起的抽筋，只要疏通膀胱經小腿部分的易堵塞穴位，效果立見。肝血虧虛者會伴有夜夢頻發、晨起目澀、心煩耳鳴等症，配合疏通肝經陰包穴的同時，可以請中醫辨證診治。

人老先老腿，平常容易小腿抽筋者，要注意下肢的保暖，同時要經常探查並疏通肝經、膀胱經的易堵穴位。如果發現小腿肌肉僵硬，建議平時多捏揉，使其變軟，防止腿腳不利。

濕疹

自我
檢查 以敲擊或按揉的手法，探查雙側膀胱經的委中穴、合陽穴、承山穴、崑崙穴，以及肺經的孔最穴、魚際穴；點揉脾經的地機穴、三陰交穴、太白穴、公孫穴，找到疼痛點。

自我
調理 在探查到的痛點處敲擊或按揉 3 ～ 5 分鐘，每日 2 次。持續幾日，待痛感減輕，症狀將會緩解。

見效
時間 3 ～ 5 天。

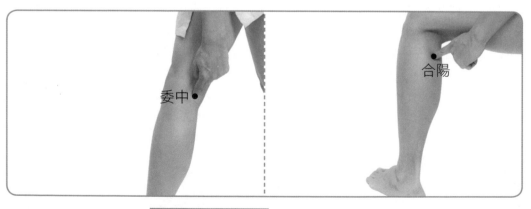

委中

合陽

膀胱經易堵點 委中穴、合陽穴

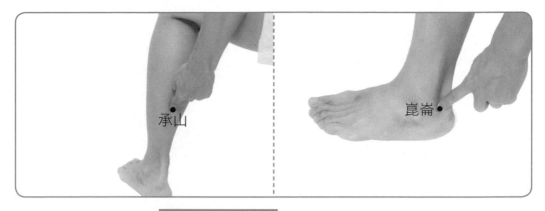

膀胱經易堵點 承山穴、崑崙穴

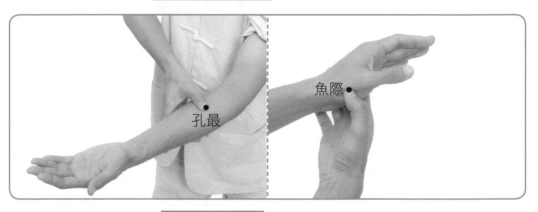

肺經易堵點 孔最穴、魚際穴

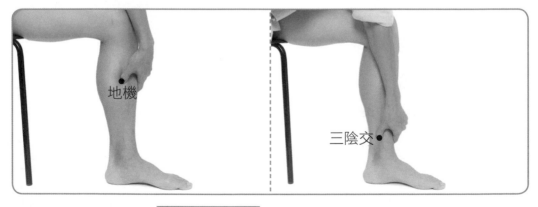

脾經易堵點 地機穴、三陰交穴

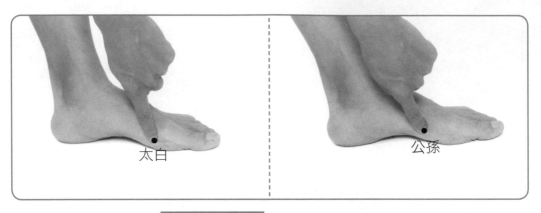

太白　　　　　　　　　　　公孫

脾經易堵點　太白穴、公孫穴

說明　濕疹看起來像是皮膚問題，但我認為這是體內的濕氣排出體外時在肌表的反映。因此我們要健脾化濕，還要調節與肌表有關的肺（肺主皮毛）和膀胱（主一身之表）。

按揉並疏通脾經、肺經、膀胱經的易堵塞穴位，持續數日，待經絡易堵塞穴位的痛感消失後，濕疹問題會有改善。

在這個過程中，還要注意飲水量。很多朋友忽視身體感受，過量飲水，甚至為了祛濕，大量飲用薏仁紅豆水，反而使水在體內的代謝異常，形成廢水儲存在體內。所以在調理濕疹時，要尊重身體的感受，不渴不飲，早日將體內的濕氣排出體外，保持水液的代謝正常。

喚醒身體的強大自癒力

　　以上總結了 42 種常見毛病的「經絡處方」，這些輔助調理的「套餐」雖然方法看起來很簡單，但只要親自實踐，就能夠感受到身體強大的再生、修復及自癒能力。

　　據說，現代醫學的病名大概有兩萬種，不可能每一個疾病配一個治療方案。透過對 42 種身體常見病症的講解，希望讀者朋友掌握「經絡處方」所採用的「經脈所過，主治所及」的原則。熟練掌握這個原則，對待其他常見病症也會有的放矢。

　　放下對外在病痛的追逐和對抗，疏通經絡，用心激發身體自癒的本能，也許病痛就會在不知不覺中消失了。當然，對於疾病的調理、身體的保養，還需要合理飲食、按時起居、舒緩心情，抱著與疾病和解的心態，慢慢開啟屬於自己的健康之門。

　　最後再次說明，上述經絡處方，只是自己輔助調理身體所用，切莫執著。身體沒有好轉，甚至加重，還需要請醫師當面診治為好。

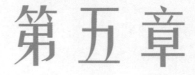

第五章

經絡體檢法，
讓你有病
早知道

● 探查經絡痛點

● 如何進行經絡體檢法

● 使用經絡體檢法的注意事項

探查經絡痛點

　　醫學界普遍認為，疾病的形成是一個漫長的過程，但如果在早期就能發現隱患，及時治療，會大大提高疾病的控制率和治癒率。

　　隨著科技的進步，醫療設備越來越先進，數位影像越來越清晰，理化檢驗指標越來越精細，很多人已經習慣去醫院體檢，以此來掌握自己身體的健康狀況，但是，現代醫學的體檢只能發現人體「有形」的問題。

　　傳統醫學強調「不治已病治未病」，但「未病」在現代醫學看來是「無形」的，不易被察覺。而中醫可以透過「望聞問切」來覺察「未病」，以及判斷「未病」和「已病」發展的趨勢，進而進行及時有效的介入。

　　《難經》裡提到：「望而知之謂之神，聞而知之謂之聖，問而知之謂之工，切脈而知之謂之巧。」換句話說，能夠實施望聞問切的人自身是高人、異人，或經過特殊訓練，或有家傳師承，或天賦異稟。而對我們普通人來說，要用「望聞問切」的方式來檢查自己的身體，基本上沒有那麼大的功夫。

　　那麼，有沒有普通人能夠掌握的簡單有效的自我診病方式呢？

　　在經絡上找痛點，就是一種隨時隨地有效自我體檢的方式。它能探知我們體內未知的、還未成形的、儀器檢測不出來的疾病，使我們能直接、及時地透過簡單有效的方法，將疾病消滅在萌芽狀態，斷其根，以免發展成大患。

　　明代楊繼洲著的《針灸大成・治症總要》提到：「但未中風時，一兩月前，或三四個月前，不時足脛上發酸重麻，良久方解，此將中風之候也。」

　　「足脛」就是足和脛骨，人們稱作「迎面骨」，肝經在此經過。如果足和脛骨部位自動出現酸、重、麻等感覺，可能預示著體內有肝風內動、肝陽上亢的情況，此時如果調理肝經，消除堵塞點，就能在很大程度上避免腦血管意外的發生。

　　什麼是「經絡體檢」？就是透過探查人體經絡，隨時發現痛點（經絡堵塞點），及時疏通，防患於未然的一套簡單實用的方法。

如何進行經絡體檢法

敲法

工具 小指掌指關節、中指指間關節、大拇指指間關節。

手法要領

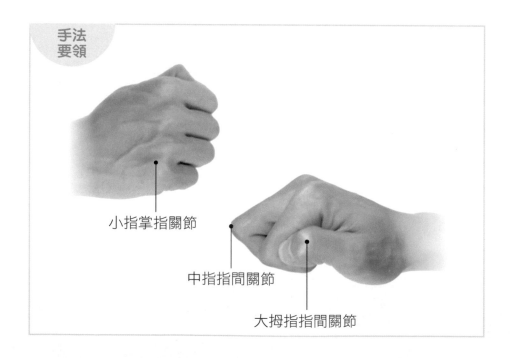

小指掌指關節

中指指間關節

大拇指指間關節

　　用手指關節垂直出力，沿每條經絡在四肢上的循行路線依次勻速敲擊 5 ～ 10 下，有酸、麻、脹、痛等明顯感覺的地方，就是易堵塞穴位。確定易堵塞穴位的位置後，就可以採用多種外治法來疏通易堵塞穴位。

注意事項：

敲擊的時候不要用大力，力量要垂直作用到肌膚上面。

揉法

工具　　拇指指肚、食指指肚、掌根。

手法要領

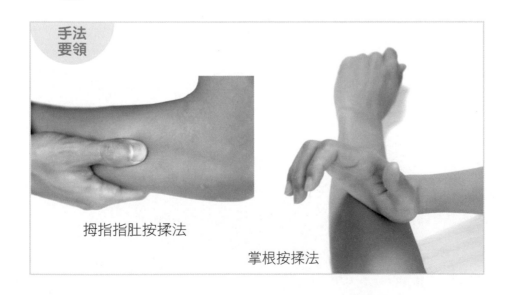

拇指指肚按揉法

掌根按揉法

按準易堵塞穴位後，固定順時針旋轉出力，動作先和緩，再逐漸加重。

注意事項：

找到易堵塞穴位後，便可開始疏通。我喜歡敲三下，揉十圈，敲揉結合。

很多朋友初次進行時，會因為動作緊張，手指很快就覺得痠累，建議平時多練習十指抓伸。

使用經絡體檢法的注意事項

❶ 十二經絡是左右對稱的，探查經絡不要只查一條

初次探查時，有人痛點會比較多，但不要沮喪。我們一直在使用身體，卻從來沒有認真關照過它，經絡出現堵塞是很正常的。

十二經絡是左右對稱的，但敲擊探查易堵塞穴位時，兩側的感覺可能不是對稱的，在痛處按揉即可，如穴位不疼痛，無需按揉刺激。

❷ 晚上九點後不宜探查、疏通經絡

經絡體檢要順應自然。夜間，人體的狀態是陰氣上升、陽氣下降，以靜為主。晚上過多地探查經絡，氣血會過於活躍，以致有的人精神振奮，無法入眠。

❸ 除了膀胱經和三焦經之外，皆須沿經絡自上而下的走向依次探查

根據長期的實踐經驗，除了膀胱經和三焦經，其他十條經絡，

都是先探查、疏理人體上半身的穴位，下半身的穴位才能得氣。

④ 無需按摩整條經絡

我不贊同按摩、疏理整條經絡，這樣會白白消耗氣血，讓身體易於疲勞。就像一條道路有十個路口，如果只有一個路口堵車，我們只需要派一個交通警察去那裡疏導就可以了，沒有必要消耗過多的人力、物力和財力。

曾有一位阿姨找我調理身體，我檢查後，讓她回去自己疏理經絡。在教她找穴位的時候，這位阿姨都會。我很驚訝。她說她平時喜歡研究穴位，而且每天早晨都會在公園用一個小時的時間拍打經絡。

我問她上午 9 ～ 11 點會不會覺得困倦。她說會，因為起得太早了。我便告訴她：「身體的本能是要利用睡覺來養氣血，困倦是身體氣血不足時的提醒，而你每天都把經絡拍打一遍，不僅效果不好，還導致氣血被白白消耗了很多。」

阿姨一直以為持續每天拍打十二條經絡對身體特別好，殊不知這樣無的放矢的做法是在浪費氣血。

於是我建議她早晨去公園運動時不要拍打所有的經絡了，先找到一條經絡的易堵點，疏通之後再去找別的經絡的堵塞點……一條經絡一條經絡地依次疏通。

一週後，阿姨告訴我，運動時沒有疲倦的感覺了，覺得每天身體都有一些好的變化，關鍵是每天開開心心的。經常去美容院、養

生館保養身體的人可能有同感，接受經絡按摩、精油開背後，很容易在床上睡著。很多人只是簡單地理解為按摩經絡促進了睡眠，殊不知，這是氣血被消耗後的身體本能反應。

所以，建議大家在疏理經絡時，把重點放在經絡上的易堵塞穴位就好了，不需要在整條經絡上平均分配身體有限的寶貴氣血。

⑤ 每天探查、疏理的經絡不要超過三條

根據我的經驗，每日探查、疏理的經絡不要超過三條。因為，如果你的身體虛弱，經絡可能堵塞比較嚴重，氣血運行相對就會緩慢。而這時疏理的經絡過多，身體在氣血不足的情況下，就會表現為倦怠乏力。

每週探查、疏理三條經絡，持續一個月，多數朋友的十二條經絡就會暢通。

請大家注意，如第一週你疏理的穴位依然疼痛，第二週可以繼續一併疏理。另外，有的朋友在疏理經絡之後會口渴，這是氣血活躍後的正常反應，補充溫水即可。

⑥ 按揉易堵塞穴位，出痧、紅腫是好事

第一次探查、疏理經絡時要有心理準備，有的堵塞點用掌指關節輕敲幾下就會有刺痛感（肝經、心包經等），按揉後局部皮膚還可能紅腫、青紫、出痧，這些都是氣血衝撞易堵塞穴位後，將體內廢物清出體外的表現，是正常反應，不用擔心。

有人問，如果探查每一處易堵塞穴位都會疼，是不是表示身體糟透了？其實，我們應該這樣想，身體被我們有意無意地不當使用了很多年，臟腑功能不在最佳狀態是很正常的。經絡上有很多堵塞點，並不表示臟腑的功能很差，只是在提醒你的身體已經存在較多隱患，你不能忽視這些身體發出來的求救信號，必須持續疏理經絡。一段時間後，這些隱患就會慢慢消失，至少不會再往深處發展。

❼ 女性特殊時期不建議疏理

女性朋友在生理期的時候（痛經除外）要暫停經絡疏理，而正在痛經的女性朋友要馬上按揉及疏通肝經、脾經、腎經的易堵塞穴位，也許會有意外驚喜。

為了慎重起見，女性在孕期和產後月子期間，也不要疏理經絡，除非是身體不適，需要對症處理。比如，妊娠期抽筋、血壓高，產後母乳缺乏等症狀，而且這些情況需要在專業的中醫師指導下進行。

❽ 八歲以下的孩子不必疏通經絡

經絡是氣血運行的通道，只要身體在使用，就會出現經絡堵塞的情況，所以小朋友也會出現這種問題。但是，由於在探查堵塞穴位時會產生痛感，幼兒會反抗，我們可以採用小兒推拿的保健方法，而且此方法安全、易學。個人認為，兒科推拿時力度要輕，對幼兒的身體微微地撫觸，即可有明顯的效果。

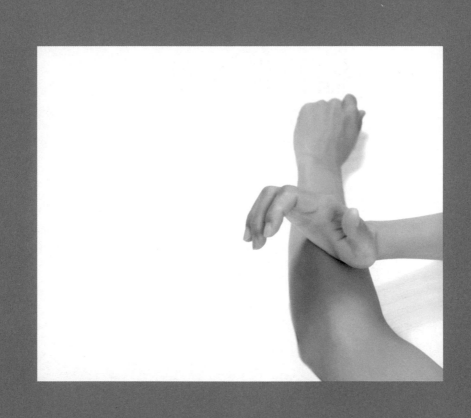

第六章

十二經絡體檢法
實作指南

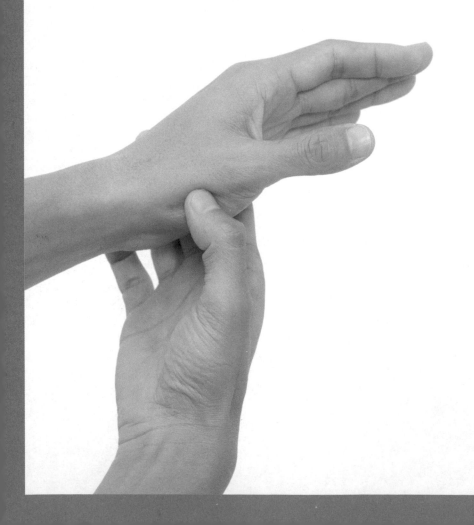

● 疏通肝經，讓身體每天有用不完的力氣

● 疏通肺經，增強身體的呼吸功能

● 疏通脾經，有效減緩衰老

● 疏通心包經，讓壞情緒離開你的身體

● 疏通三焦經，促進人體代謝正常

● 疏通腎經，減緩人體的衰老

● 疏通膀胱經，讓身體「最大的排毒通道」暢通無阻

● 疏通胃經，養好身體的後天之本

● 疏通膽經，為其他臟腑提供能量

● 疏通心經，清除心臟發病隱患

● 疏通小腸經，保護心臟，改善頸肩疾患

● 疏通大腸經，讓人體排泄正常

疏通肝經

讓身體每天有用不完的力氣

肝經的循行路線

關於肝經的循行路線，《黃帝內經‧靈樞‧經脈》是這麼講的：

(1) 肝經從大腳趾內側開始，向上沿著足背內側，經過內踝尖旁 1 寸的距離，向上經過小腿內側（此時距離小腿脛骨內側邊緣也是 1 寸的距離，在內踝尖上 8 寸的位置），穿過脛骨內側緣的脾經，在脛骨上循行（肝足厥陰之脈，起於大指叢毛之際，上循足跗上廉，去內踝一寸，上踝八寸，交出太陰之後）；

(2) 經過膝關節內側，沿著大腿內側中線向上（上膕內廉，循股陰）；

(3) 進入陰毛中，環繞生殖器，進入小腹，夾著胃的旁邊，到達肝，聯絡於膽（入毛中，過陰器，抵小腹，挾胃，屬肝，絡膽）；

(4) 向上通過膈肌，分布於脅肋部（上貫膈，布脅肋）；

(5) 沿氣管之後，向上進入喉嚨後部（頏顙），連接到目系（循喉嚨之後，上入頏顙，連目系）；

(6) 再向上，與督脈交會於頭頂（上出額，與督脈會於巔）；

(7) 其中一個分支從目系向下經過臉頰裡面，環繞嘴唇內側（其支者，從目系下頰裡，環唇內）；

(8) 另外一個重要的分支，從肝再出來，通過膈肌，向上流注於肺，連接肺經（其支者，復從肝別貫膈，上注肺）。

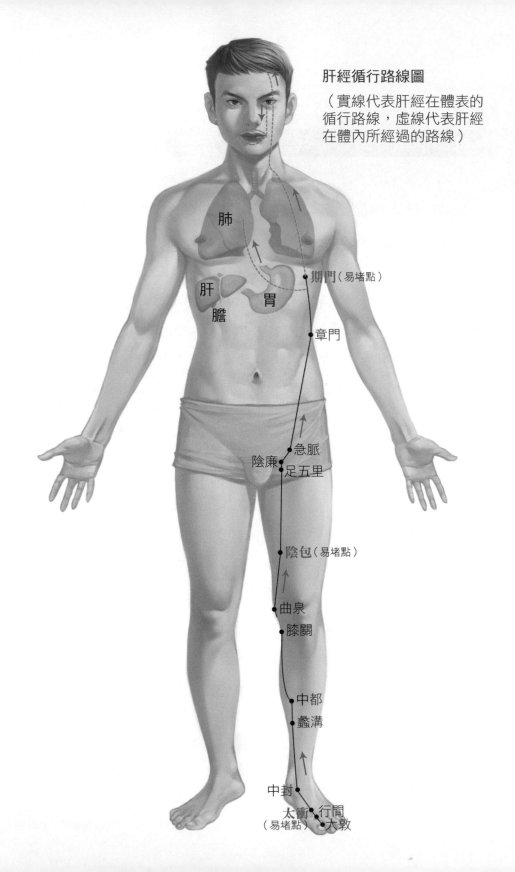

肝經循行路線圖

（實線代表肝經在體表的
循行路線，虛線代表肝經
在體內所經過的路線）

肺

肝
膽
胃

期門（易堵點）

章門

急脈

陰廉
足五里

陰包（易堵點）

曲泉
膝關

中都
蠡溝

中封

太衝
（易堵點）
行間
大敦

根據「經脈所過，主治所及」的原則，從以上肝經在身體內外的走向，我們可以得知哪些毛病是與肝經有關係的，比如陽痿就是肝功能出現了問題，因為肝經經過生殖器官。

還有，生氣後，有人胃脹痛，我們看肝經的路線，入腹後挾胃而行，所以生氣後肝氣鬱結，首先就「欺負」胃；肝經是經過眼睛的，所以熬夜後，肝血不足的表現是晨起眼睛乾澀。

有人大怒後頭痛，頭痛的部位多在巔頂，因為肝經在巔頂與督脈相會，所以這是肝氣上沖的巔頂頭痛。

肝經的易堵點

❶ 陰包穴

正坐後雙腳著地，兩腿微微分開，用對側大拇指指間關節沿大腿內側中線從上向下敲擊 3 ～ 5 遍，多數人在膝蓋上方五指寬處會有強烈痛感，這就是陰包穴。

多數人的陰包穴不僅痛，還緊繃、發硬，這代表著體內的肝氣處在鬱結的狀態。因為在生活中，人們習慣了爭強好勝，但很少有人懂得收斂，所以肝氣鬱結，會有煩躁易怒、火氣沖天的表現。

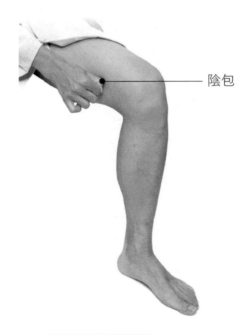
陰包

肝經易堵點 陰包穴

❷ 太衝穴

太衝穴的簡單取法，是在腳面最高點，大腳趾與二腳趾分叉處的凹陷中。自我操作時用食指向腳踝方向勾住此處，然後點揉。

有些朋友按揉太衝穴時，沒有明顯痛感，但身體卻有肝火亢盛的反應，比如說煩躁、易怒等，這是因為陰包穴堵塞，使肝氣不能流注到太衝穴。當按揉陰包穴使其痛感下降後，再點揉太衝穴才會有感覺。

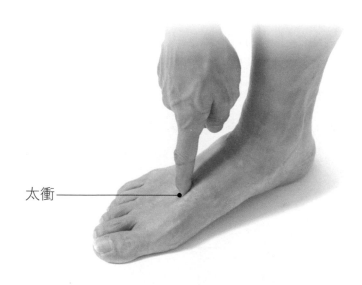

太衝 ——————

肝經易堵點　太衝穴

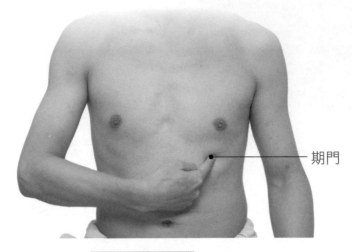

期門

肝經易堵點 期門穴

③ 期門穴

期門穴位於乳頭直下推兩個肋間隙，按壓有酸脹感處。我平時喜歡用食指指尖來探查，如有異常，輕敲幾下即有痛感，有時敲點後會打嗝、排氣，這是身體排解鬱氣的表現。

女性朋友疏理期門穴，拔罐比較方便。用真空罐的上緣抵住乳房下緣，留罐 10 分鐘，拔兩天停一天，不要在意罐痕的顏色，持續到罐痕消失為止。

注意，女性在經期、孕期、哺乳期，不要在此處拔罐。

───────●───────

有些朋友將肝經疏理通暢，易堵塞穴位痛感消失後，發現自身改變了許多，比如看待問題更加積極、樂觀了，人際關係也變好了。

探查、疏通的順序和時間

疏理肝經時，敲揉雙側的陰包穴，點揉太衝穴探查，在痛處按揉、疏理。

每個位置 2 ～ 3 分鐘，每日 2 ～ 3 次。

疏通肝經的益處

❶ 解決凌晨 1 ～ 3 點醒來的問題

2008 年春天，一位老長官跟我說，他連續一週每天凌晨 2 點準時醒來，3 點多才能入睡。一開始以為是起夜，就沒在意，後來無意中發現每次醒來的時間都是凌晨 2 點，非常準時。

我跟他說：「您白天工作忙、壓力大，而春天肝氣上升，夜裡 1 ～ 3 點正是肝經氣血旺盛的時間，三個因素疊加在一起，導致頻繁夜醒。我幫您揉揉穴位，明天就沒事了。」

我先點揉他的雙側太衝穴，揉了半分鐘，結果他什麼感覺都沒有。我心想，他腳部的太衝穴不疼，說明沒得氣，經氣應該堵在上面了。肝經在小腿部走脛骨，不方便探查，應該順著大腿內側的路線查找。於是我用右手的小指掌指關節在他的陰包穴敲擊了三下，這位平時很沉穩的長官接連慘叫。我連忙解釋，因為氣被堵在上面，所以腳面的太衝穴不得氣，沒有疼痛的感覺。

果然，揉了一會兒陰包穴，痛感減輕，再點揉太衝穴，痛感出現了。我囑咐老先生當晚自己再揉一揉，結果第二天他非常興奮地告訴我，他一覺睡到天亮。

② 減緩多夢易醒、頸椎病的問題

肝的一個重要作用是「藏血」。人體在休息和睡眠時，四肢等外周的血液需要量相應減少，大量血液歸藏於肝，所以《黃帝內經·素問·五臟生成篇》中說：「故人臥血歸於肝。」有人常常睡覺時多夢、易醒，這是肝血不足的表現，需要養肝血。

《黃帝內經·素問·金匱真言論》說：「東風生於春，病在肝，俞在頸項。」意思是說，春天養生不當容易傷肝，其症狀表現在頸項部不適。

古人認為，肝與自然界相聯繫的通道在「頸項」。脾氣耿直的人肝氣不舒時，會感覺頸椎僵硬疼痛。同理，有頸椎病的人也會出現肝氣不舒、煩躁易怒的情況。因此，在中醫看來，治療頸椎病要先疏通肝經的易堵塞穴位，促進肝的疏泄功能的正常，以恢復頸部肌肉的屈伸能力。

疏通肺經

增強身體的呼吸功能

肺經的循行路線

　　關於肺經的循行路線，《黃帝內經・靈樞・經脈》是這樣講的：

　　(1) 肺經從中焦發出，向下聯絡於大腸，再回繞經過胃的上口（肺手太陰之脈，起於中焦，下絡大腸，還循胃口）；

　　(2) 穿過膈肌，屬於肺臟（上膈屬肺）；

　　(3) 經過肺系（氣管、喉嚨部）橫向到達腋下（從肺系橫出腋下）；

　　(4) 向下沿著手臂外側（掌心向上），經過內側心經和中間心包經的前面（下循臑內，行少陰、心主之前）；

　　(5) 經過肘關節肌腱的外側，沿著前臂拇指一線（橈骨內側邊緣）循行（下肘中，循臂內上骨下廉）；

　　(6) 經過寸口（橈動脈搏動處），進入大魚際，沿邊際出大拇指末端（入寸口，上魚，循魚際，出大指之端）；

　　(7) 肺經的支線從腕後直接到食指末端，連接大腸經（其支者，從腕後直出次指內廉，出其端）。

　　根據「經脈所過，主治所及」的原則，從以上肺經在身體內外的走向，我們可以得知哪些毛病是與肺經有關係的。

　　比如「起於中焦，下絡大腸」的意思，是肺經起於中焦的脾胃，表示肺氣靠後天脾胃之氣的滋養，所以，補益肺氣要從補脾入手，而脾胃功能的虛弱，也會導致肺氣不足；「下絡大腸」，表示肺與大

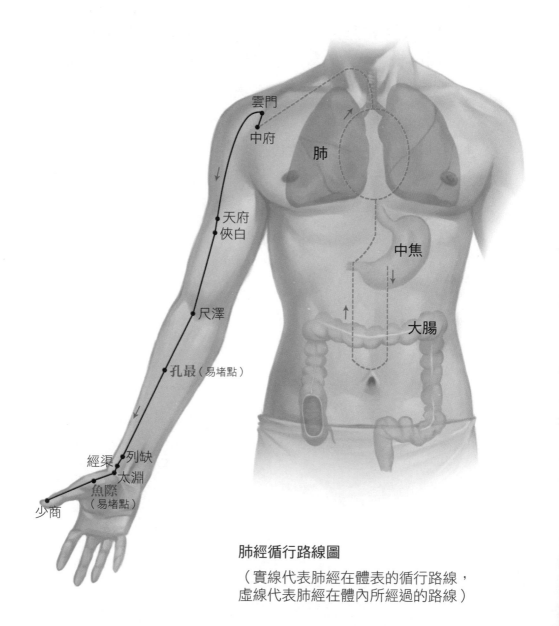

雲門

中府

肺

中焦

大腸

天府
俠白

尺澤

孔最（易堵點）

經渠
列缺
太淵
魚際
（易堵點）

少商

肺經循行路線圖

（實線代表肺經在體表的循行路線，
虛線代表肺經在體內所經過的路線）

腸相表裡。在中醫理論裡，十二臟腑分為六對，成對的臟腑屬於同一屬性，比如肺和大腸都屬金。大腸為腑，肺是臟，肺受大腸的保護，而肺與大腸的聯繫就是透過這段經絡實現的。

　　古人為什麼說「形寒飲冷傷於肺」？因為肺經「還循胃口，上膈屬肺」，所以吃冰的、喝涼的之後，寒氣會循肺經從胃到肺，容易導致鼻炎、哮喘、過敏、皮膚瘙癢、疼痛、痛風等病症。

肺經的易堵點

❶ 孔最穴

　　《國家標準針灸圖譜》中，孔最穴在肘下 5 寸的位置。而在實踐過程中，我探查肺經的堵塞點時，幾乎人人在肘下 2 寸處有痛點。如果此處痛感不明顯，可以再試著探查肘下 5 寸的孔最穴。對痛點可以採用敲、揉結合的手法進行疏理，3 ～ 5 天後痛感可消失。

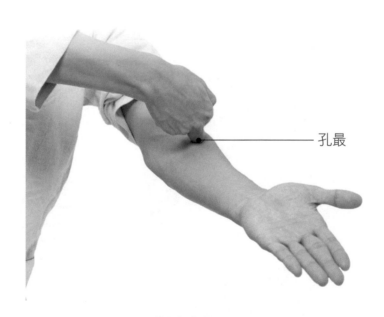

孔最

肺經易堵點　孔最穴

❷ 魚際穴

魚際穴位於第一掌骨中點赤白肉際處，按揉時拇指要靠在骨頭和肉的接合部出力點揉。有的人在開始按揉時痛感不重，當把孔最穴疏通之後，痛感才會出現。

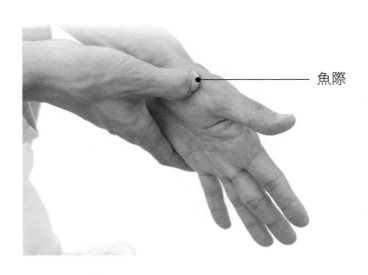

魚際

肺經易堵點 魚際穴

探查、疏通的順序和時間

疏理肺經時，敲揉雙側的孔最穴、點揉魚際穴探查，在痛處按揉、疏理。

每個位置 2 ～ 3 分鐘，每日 2 ～ 3 次。

疏通肺經的益處

❶ 調理感冒之後久咳易醒的症狀

一位男性朋友，因為感冒久咳不癒，便找我調理。見面後，他告訴我，吃了好多藥，但效果都不大，甚至在之前的一年時間裡，每天凌晨 3 ～ 5 點之間會醒，而且咳得最厲害，5 點以後才能再勉強睡下⋯⋯為什麼會出現這種情況呢？緣於他一次感冒，在打點滴等常規治療後，看似好了，但體內的餘邪未解，在肺經氣血最旺盛的凌晨 3 ～ 5 點，身體的本能將他喚醒。

於是，我敲擊他右側肘下 2 寸的「孔最穴」，痛感強烈。當敲揉 5 分鐘後，「孔最穴」痛感減輕，於是再按揉右側的魚際穴，痛感出現了。

繼續疏理了十多分鐘，他兩側肺經堵塞點——孔最、魚際兩穴的痛感明顯減輕。

最後我對他說：「明天早上你的咳嗽就會減輕，注意觀察，自己再持續疏理肺經的堵塞點一週，症狀就會消失。」

第二天一早，他高興地打電話過來，說咳嗽明顯減輕了，但睡覺還不是很好。我叮嚀他千萬要持續。一週後，他咳嗽的現象消失了，還可以一覺睡到天亮。

❷ 解決飲水之後小便量多的問題

有的朋友常常在夏天出現一種情況：正常飲水後，很快會有小便，而且量很大、顏色清。有人對此開玩笑說是「喝多少，尿多少」，認為這是腎有什麼問題。

實際上，這種情況不是腎的問題，是肺氣不降導致的，喝的水沒有供養細胞，直接排出了體外。因為肝氣主升，肺氣主降，肺氣不降時，不能將氣血精微（包括水）布散到全身各處。

如果飲水之後立即小便，探查肺經的孔最穴、魚際穴就會疼痛。持續按揉三天，當痛感下降，肺的功能恢復後，水液的代謝正常，小便量多的問題也就解決了。

疏通脾經
有效減緩衰老

脾經的循行路線

關於脾經的循行路線，《黃帝內經・靈樞・經脈》是這麼講的：

(1) 脾經從大腳趾內側開始，沿大趾內側赤白肉際（腳的內側面），經核骨（大腳趾與腳掌連接處的凸起）向後循行（*脾足太陰之脈，起於大趾之端，循趾內側白肉際，過核骨後*）；

(2) 向上經過足內踝（*上內踝前廉*）；

(3) 沿著小腿內側，緊貼脛骨內側邊緣，向上循行，交出足厥陰肝經之前（*上腨內，循脛骨後，交出厥陰之前*）；

(4) 經絡膝關節內側，沿著大腿內側的前緣（肝經在中間）向上（*上膝股內前廉*）；

(5) 進入腹部（*入腹*）；

(6) 屬於脾，聯絡於胃（*屬脾絡胃*）；

(7) 繼續向上通過膈肌，挨著食道旁邊向上（*上膈挾咽*）；

(8) 連接到舌根，並散布於舌下（*連舌本，散舌下*）；

(9) 一個分支，從胃部分出，也穿過膈肌，流注到心中，連接心經（*其支者，復從胃別，上膈，注心中*）。

根據「經脈所過，主治所及」的原則，從以上脾經在身體內外的走向，我們可以得知哪些毛病是與脾經有關係的。

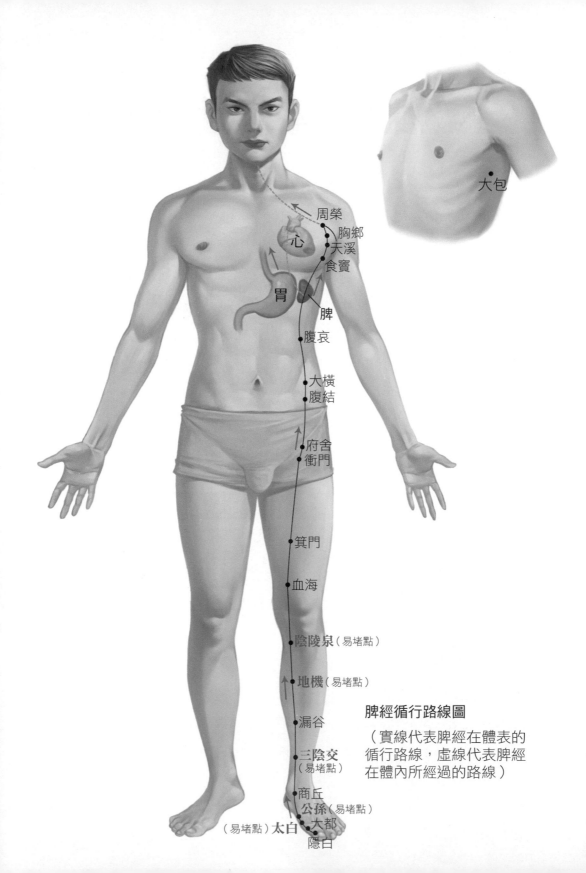

大包

周榮
胸鄉
天溪
食竇

心

胃

脾

腹哀

大橫
腹結

府舍
衝門

箕門

血海

陰陵泉（易堵點）

地機（易堵點）

漏谷

三陰交
（易堵點）

商丘
公孫（易堵點）

（易堵點）太白　大都

隱白

脾經循行路線圖

（實線代表脾經在體表的
循行路線，虛線代表脾經
在體內所經過的路線）

「挾咽，連舌本，散舌下」是什麼意思

「挾咽」，意思是脾經的循行路線經過咽喉，所以當你咽喉腫痛時，可以排查脾經的易堵點。如果是脾的問題，多次疏理脾經的易堵點後，咽喉腫痛症狀就會消失。

「連舌本」，意思是脾經也經過舌頭（肝經、腎經也經過此處），所以我們舌的形態可以反映脾的狀態。比如，在夏天，有很多朋友都是濕漉漉的「胖大舌頭」，有的還伴有齒痕，代表脾虛，身體濕重——濕盛，濁水多。如果此時不先想辦法排出濁水，還大量飲水，就會進一步增加脾的負擔，出現消化不良、身體困重、倦怠乏力等現象。

「復從胃，別上膈，注心中」是什麼意思

「復從胃，別上膈、注心中」，意思是脾經的氣血從胃分出，穿過膈肌，流注到心中，那麼，脾的氣血是否充足也會影響到心。

臨床中，常見一種心慌失眠，患者以為是心臟病，但檢查後卻沒有發現任何問題；號脈時，心脈（左寸）節律、節奏、跳動都正常，但往往脾脈（右關）沉、弱；而且患者常有倦怠乏力、便祕或便溏等消化不良的情況，甚至在勞累過後心慌、胸悶發作明顯。這時，中醫的調治方法就是要恢復脾的功能，再用升陽的藥物將氣血傳到心臟就好了，也就是中醫常說的「補中益氣」。

脾經的易堵點

1 地機穴

　　蹺起二郎腿，用同側小指掌指關節從膝關節開始由上至下沿著小腿內側緣一直敲至內踝。在脛骨內側緣，膝關節內側下 3 寸（四指寬）處會有痛感，這就是地機穴。注意要敲擊骨頭與肉的接合部，不要敲到骨頭上。

地機 ——

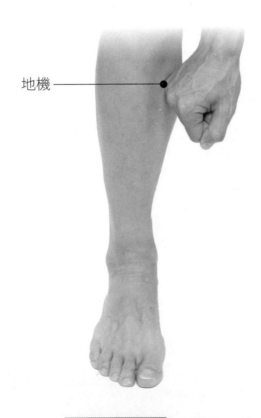

脾經易堵點　地機穴

❷ 三陰交穴和陰陵泉穴

　　三陰交穴在內踝尖上 3 寸，脛骨內側緣後際，敲擊會有痠痛的感覺。另外，個別朋友在敲擊脛骨內側緣的頂端時，剛開始就痛不可摸，持續按揉、疏通，疼痛就會消失，這就是陰陵泉穴。

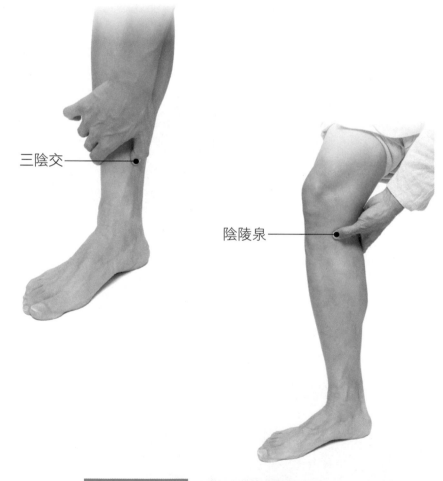

三陰交

陰陵泉

脾經易堵點　三陰交穴、陰陵泉穴

❸ 太白穴和公孫穴

　　大腳趾與腳掌相連的關節是一個凸起，古人稱為「核骨」。太白穴在核骨後面，公孫穴在太白穴後 1 寸。我們用拇指按揉、探查時，哪個穴位更疼就按揉、疏通哪一個。

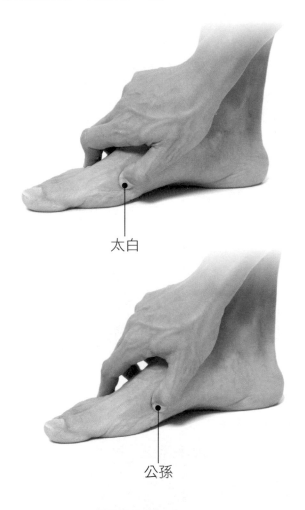

太白

公孫

脾經易堵點 太白穴、公孫穴

探查、疏通的順序和時間

疏理脾經時，先敲揉雙側的地機穴、三陰交穴，再點揉太白穴或公孫穴探查，在痛處按揉、疏理。

每個位置 2 ～ 3 分鐘，每日 2 ～ 3 次。

疏通脾經的益處

❶ 解決白天犯困的問題

有些朋友 9 點剛打完上班卡，一坐到位子上就開始犯困，而到了中午時間又精神煥發了。這是因為脾虛造成的。

上午莫名困倦的人，在疏理脾經時，地機穴和三陰交穴會有強烈反應，有的人按揉這兩個穴位後還會出現紅腫，這是經氣撞擊堵塞穴位所產生的正常反應。紅腫處如果有痛感，要輕輕按揉，直到痛感消失。

如果氣血很虛弱，比如糖尿病患者，疏理脾經易堵穴位時則只有酸痛，此類族群需要配合使用一些補益氣血的中藥或食物。經絡疏通後，這些補益之品可以順利地被身體吸收，上午 9 ～ 11 點困倦的現象自然會消失。

❷ 疏通肝經、脾經、腎經，調理痛經、月經不調等婦科問題

女人的月經與肝、脾、腎三個臟腑關係密切，平時疏通好肝、脾、腎三條經絡的堵塞點，對改善痛經、月經不調等婦科症狀效果不錯。

我妻子從初潮後十多年一直痛經，這跟她中學住校時經常用冷水洗頭有關係。

我開始研究經絡問題的時候，她一直不信任我，不讓我幫她調理經絡。2007 年 12 月，她的生理期來時，疼得特別厲害，甚至直不起腰。我主動請纓，先探查地機穴，再按揉肝經的太衝穴，再找腎經的水泉穴，個個刺痛難當，而且都是左側的穴位痛感強烈。

於是，我給她揉脾經的地機穴 5 分鐘，痛感減輕，然後依次點揉肝經的太衝穴、腎經的水泉穴各 5 分鐘。按完後，她覺得有一股暖流從下肢升起注入小腹，腰已經能直起來，前後不到半小時，痛感就消失了。因為第二天我要講課，就囑咐她第二天上午自己再敲揉脾經，鞏固一下。

這樣持續下來，十年了，她的痛經再也沒發生過。當身體出現問題的時候，我們總以為身體是無能為力的，於是借助藥物等外力進行干預，忽視了身體的自我調整能力，同時也打亂了身體的自癒程序。從上述幫我妻子調理痛經這件事再一次看出，只要經絡疏通，就會促進氣血的正常運行，身體就能自癒。關鍵是，你敢不敢給身體一點時間，你相不相信身體可以有能力做到。

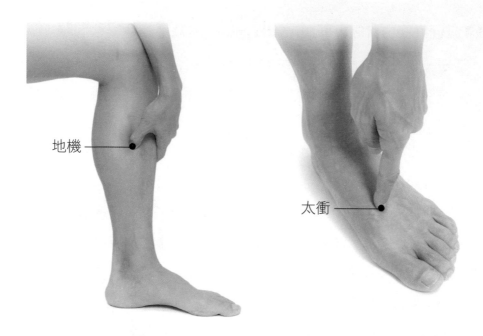

地機 —

太衝 —

| 脾經易堵點 | 地機穴 | 肝經易堵點 | 太衝穴 |

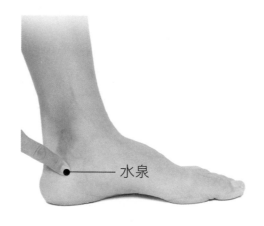

— 水泉

| 腎經易堵點 | 水泉穴 |

③ 把百病的源頭消滅在萌芽狀態

　　脾為後天之本，氣血生化之源。金元時期的名醫李東垣甚至在《脾胃論・脾胃盛衰論》中說：「百病皆由脾胃衰而生也。」由此可見脾的重要性。脾屬土，就像大地一樣，如果土地肥沃就會結出豐碩的果實供人們享用；如果是戈壁荒漠，自然物產匱乏，人們也難以生存。

　　脾的功能體現在一個「化」字上，就是將吃進來的食物轉化成身體需要的能量物質。所以，脾的功能正常，機體的消化吸收功能才健全，氣、血、津液才能為身體提供足夠的養料，使臟腑、經絡、四肢百骸，以及筋肉皮毛等組織得到充分的營養。同時，代謝後產生的廢物才能順利排出體外。

　　脾，統血。血者，水也，所以脾的功能正常可以合理調控體內水液的代謝。如果人體水液代謝失常，體內就會有濕濁生成，好比農田淹了，莊稼不能有收成一樣。濕濁是滋生許多疾病的土壤。

　　如果體內陽氣充足，像燦爛的陽光，地上的積水一會兒就蒸發了。相反，體內陽氣不振，廢水就會繼續殘留。除濕，可以靠健脾、利水、化濕的藥物，但光依賴外力是不行的，不僅要從生活方式上入手，減少寒涼、肥甘之品的攝入，盡量做減法，減輕脾的負擔，還要時時檢查、疏通脾經上的易堵塞穴位。

疏通心包經

讓壞情緒離開你的身體

心包經的循行路線

關於心包經的循行路線，《黃帝內經·靈樞·經脈》是這麼講的：

(1) 心包經從胸中發出，屬於心包，通過膈肌，經過胸部、上腹和下腹，聯絡於三焦（**心主手厥陰心包絡之脈，起於胸中，出屬心包絡，下膈，歷絡三焦**）；

(2) 沿胸部出脅部（**其支者，循胸中出脅**）；

(3) 在腋下 3 寸的地方向上循行到腋下（**下腋三寸，上抵腋下**）；

(4) 沿上臂的內側，走上臂中間的位置（**循臑內，行太陰、少陰之間**）；

(5) 向下進入肘窩，沿前臂中央兩條肌腱之間，到腕關節（**入肘中，下臂，行兩筋之間**）；

(6) 進入手掌中，沿中指外側（掌心向上的狀態）出於中指末端（**入掌中，循中指出其端**）；

(7) 一個分支從掌中分出，沿無名指出於末端，去連接三焦經（**其支者，別掌中，循小指次指出其端**）。

根據「經脈所過，主治所及」的原則，從以上心包經在身體內外的走向，我們可以得知哪些毛病是與心包經有關係的。比如，心包經有形路線的起點位於胸中，在乳頭旁開 1 寸的位置。按「經脈所過，主治所及」的原則，梳理心包經易堵點，保持心包經暢通，對女性乳腺的保養很重要。

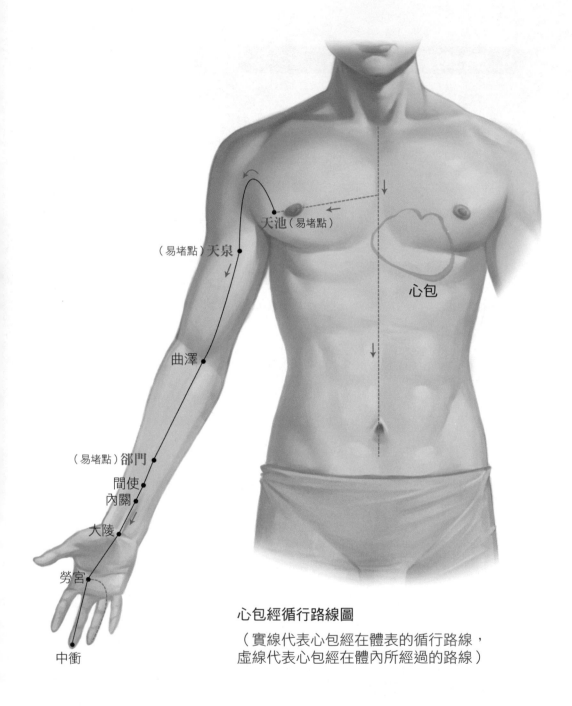

天池（易堵點）

（易堵點）天泉

曲澤

（易堵點）郄門

間使

內關

大陵

勞宮

中衝

心包

心包經循行路線圖

（實線代表心包經在體表的循行路線，
虛線代表心包經在體內所經過的路線）

心包經的易堵點

❶ 天池穴

　　在中醫看來，乳腺增生是氣鬱所致，其實就是憋了一口惡氣，逐漸發展成有形的腫塊。而心包經的起始點穴位是天池穴，位置在第四肋間隙，乳頭外 1 寸處，許多乳腺增生的腫塊都出現在此處。所以，請女性朋友平時一定要主動探查、疏通心包經的易堵點，避免釀成後患。

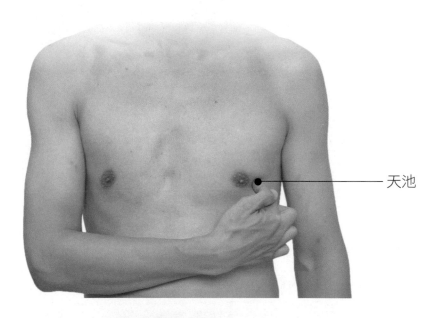

天池

心包經易堵點 天池穴

❷ 天泉穴

手掌放平，曲肘呈 90°，用另一隻手的大拇指指間關節沿肱二頭肌中線，由肩輕敲至肘關節，在肱二頭肌起端處就是天泉穴（有一部分人的痛點在肱二頭肌中段）。有的朋友在敲揉、探查天泉穴的同時會打嗝、排氣，這屬於正常現象，鬱氣總得有個出口，否則傷人。

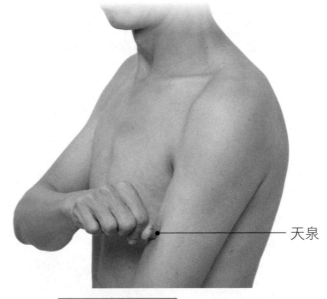

心包經易堵點　天泉穴

❸ 郄門穴

前臂腕橫紋與肘關節橫紋的距離是 12 寸，將前臂中間畫一條線，在其中點的位置向下一拇指寬就是郄門穴，它在腕橫紋上 5 寸。

在敲揉、探查心包經前臂部分時，我發現有些人肘下 2 寸的位置常會疼痛，遂將這個無名之處，設為心包經的常見堵點。

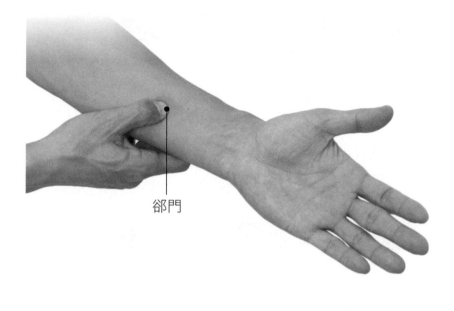

郤門

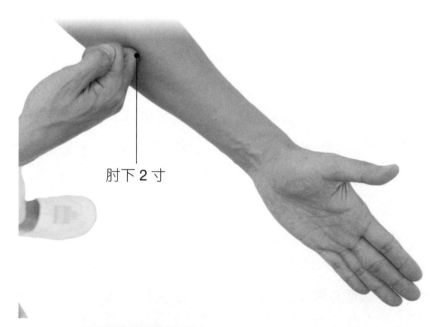

肘下2寸

心包經易堵點 郤門穴、「肘下2寸」

探查、疏通的順序和時間

疏理心包經時，敲揉、探查雙側的天泉穴、「肘下 2 寸」、郄門穴，在痛處按揉、疏理。

每個位置按揉 2 ～ 3 分鐘，每日 2 ～ 3 次。

疏通心包經的益處

① 心臟病發作時可救急

有年夏天，我的一位四十歲、體態肥碩的男性朋友，在中午生氣後情緒一直不穩定，於下午 3 點左右突然感到胸悶、氣短。我碰巧拜訪，便讓他平躺，並馬上用拇指按揉他手臂左側的郄門穴，發現有痛感，但不明顯，再探查天泉穴，剛敲了兩下，他立即喊疼。於是我輕輕地按揉此處，不一會兒他長長呼出一口氣，心也不那麼慌了，我又幫他揉了 5 分鐘，天泉穴已經出痧了，再摸脈搏，心率每分鐘 85 次，節律正常。

心臟病一旦發作就是急病，要是搶救不及時，後果不堪設想。我希望大家平時多照顧自己的心包經，減緩發作的機率。如果時時持續探查、疏理心包經上的堵塞點，讓心包經保持暢通，就能將心臟的隱患消除於無形。

另外，在現實生活中，遇到心臟病急性發作的情況應馬上撥打急救電話，聽從醫師指導，不要自己盲目處理，以免出現意外。

❷ 用肘窩刮痧法，能快速緩解胃痛、胃脹

因生氣、進食寒涼等原因導致胃痛、胃脹時，在雙側肘窩處（心包經易堵塞處）刮痧，在痧出來後，胃部不適感會立即消失。此法在實踐中屢試不爽。

有人問，肘窩和胃有什麼關係呢？我在實踐中發現，疏通心包經的肘窩處有降逆和胃（胃氣以降為順）的作用，而肘窩中央處是心包經的循行路線，清理此處的瘀滯，有助於恢復心包經暢通，對於胃氣的恢復有直接關係。

另外，在人體全息理論（足底可以投射全身，所以有足療；手掌可以投射全身，所以有手診手療；耳朵可以投射全身，因此有耳診耳療……這是生命的全息理論，於 1950 年代由西方人提出）裡，肘窩處投射的正是身體前部中間區域，對應的是脾胃。所以，在肘窩處刮痧，如同給胃做調理，當然效果顯著。

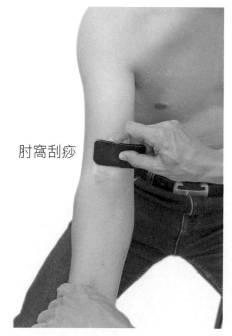

肘窩刮痧

疏通三焦經

促進人體代謝正常

三焦經的循行路線

關於三焦經的循行路線，《黃帝內經・靈樞・經脈》是這麼講的：

(1) 三焦經起於無名指的末端，上行在小指與無名指之間，穿過手掌背面（三焦手少陽之脈，起於小指次指之端，上出兩指之間，循手表腕）；

(2) 沿著手臂的背面，循行於前臂兩骨之間（出臂外兩骨之間）；

(3) 向上通過肘尖，沿上臂外側的骨頭邊緣，向上經過三角肌的外側邊緣，到達肩部（上貫肘，循臑外上肩）；

(4) 穿過膽經的肩井穴（而交出足少陽之後）；

(5) 進入缺盆（鎖骨上窩），分布於膻中（胸骨中央），散絡於心包（入缺盆，布膻中，散落心包）；

(6) 通過膈肌，遍布於上、中、下三焦（下膈，循屬三焦）；

(7) 從膻中有分支，上行，經過鎖骨上窩（其支者，從膻中上出缺盆）；

(8) 向上經過頸部，連繫耳後的骨頭（上項系耳後）；

(9) 直上出耳上方，轉彎向下經面頰，至眼下（直上出耳上角，以屈下頰至𩑔）；

(10) 從耳後有一個分支進入耳中，再出來走耳前，經過上關（顴骨上弓）前，交到面頰，到外眼角接膽經（其支者，從耳後入耳中，出走耳前，過客主人前，交頰，至目銳眥）；

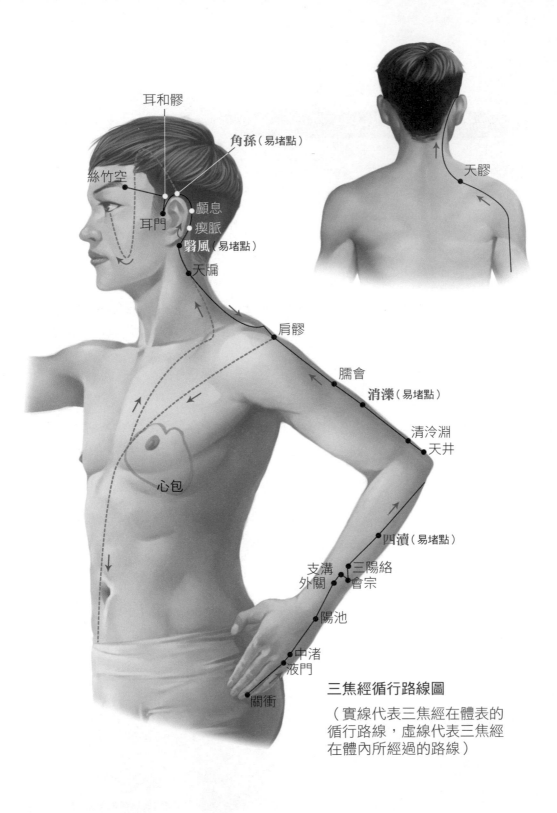

耳和髎

角孫（易堵點）

絲竹空

顱息

耳門

瘛脈

翳風（易堵點）

天牖

肩髎

臑會

消濼（易堵點）

清冷淵

天井

心包

四瀆（易堵點）

支溝　三陽絡

外關　會宗

陽池

中渚

液門

關衝

天髎

三焦經循行路線圖

（實線代表三焦經在體表的
循行路線，虛線代表三焦經
在體內所經過的路線）

（11）三焦與膀胱經在膕窩的委陽穴脈氣相通。

根據「經脈所過，主治所及」的原則，從以上三焦經在身體內外的走向，我們可以得知哪些毛病是與三焦經有關係的。

比如，「其支者，從耳後入耳中，出走耳前」意思是，三焦經的循行路線從耳後進入耳中，出走耳前──經過頭部的側面。如果頭部側面出現問題，如偏頭痛、一側耳鳴，都可能是三焦經堵塞後的反應，疏通三焦經的易堵塞穴位，對偏頭痛會有幫助。

三焦經的易堵點

❶ 四瀆穴

三焦經像一個情緒感應器，經絡暢通，堵塞點便沒有疼痛；一旦情緒波動、煩躁發怒，探查四瀆穴立即就會有反應。

實踐中發現，多數人左側四瀆穴痛於右側。

如何探查、疏理四瀆穴呢？

左手掌心向下，前臂微屈，用右手的中指指間關節在左手前臂肘關節下 2 寸（三指寬）處輕輕敲擊，會有強烈痛點——四瀆穴。

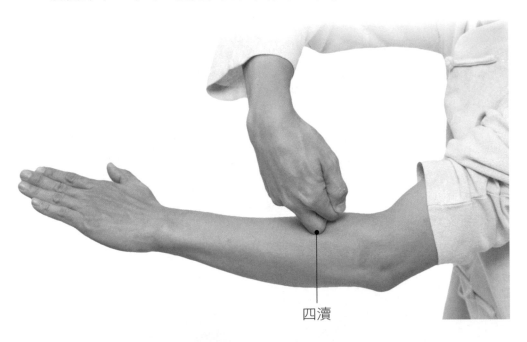

四瀆

三焦經易堵點 四瀆穴

❷ 消濼穴

用大拇指的指間關節輕敲手臂外側緊貼肱骨中點下緣會有痛感，這就是消濼穴。

當心煩、易怒、口苦、耳鳴，而按揉四瀆穴沒反應時，探查此穴會有痛感，而且越敲越疼，甚至難以忍受。

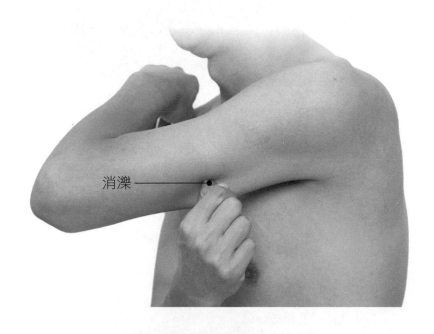

消濼

三焦經易堵點 消濼穴

❸ 翳風穴

　　將食指放在耳後高骨的下端，向內側傾斜，是一個斜面，這裡就是翳風穴。

　　點揉翳風穴時，多數朋友沒有痛感，但如果有偏頭痛、一側耳鳴的症狀或剛剛感受寒邪，點揉此穴會非常疼痛。

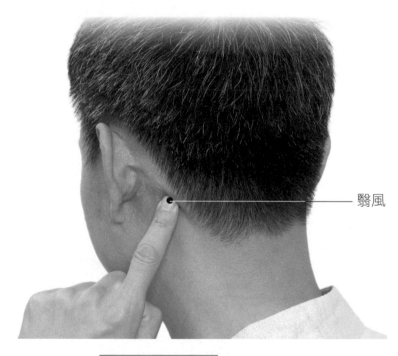

翳風

三焦經易堵點 ｜ 翳風穴

❹ 角孫穴

折耳廓向前，耳尖直上入髮際處即是角孫穴。

有人初次點揉時皮下可能有脂肪粒的感覺，忍住疼痛點揉 3 ～
5 天，皮下的疙瘩即會消失，這樣可以預防中風。

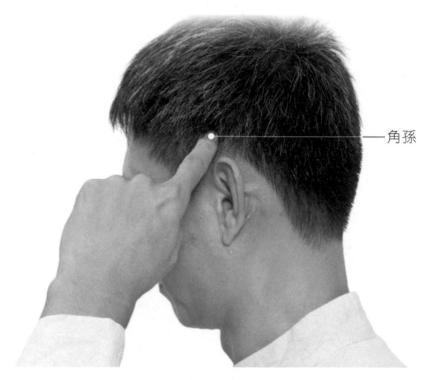
角孫

三焦經易堵點　角孫穴

探查、疏通的順序和時間

疏理三焦經時，先敲揉雙側四瀆穴、消濼穴，再點揉翳風穴、角孫穴探查，在痛處按揉、疏理。

每個位置 2 ～ 3 分鐘，每日 2 ～ 3 次。

疏通三焦經的益處

❶ 調理偏頭痛症狀

有一位做管理工作的八〇後白領族，出現頭痛情況已經有半年之久，十分痛苦。最初，他左側頭痛的頻率居多，且晚上尤為嚴重。最近隨著工作壓力增大，無論白天或黑夜都會出現持續頭痛的現象。

偏頭痛，是膽經和三焦經出了問題，都是鬱結引起的。於是，我右手握拳，用小指掌指關節輕敲他左側的四瀆穴，僅敲了兩下，他便痛苦地咧嘴。幾分鐘後，四瀆穴痛感減輕，我又幫他找到翳風穴，以及膽經的肩井穴和風市穴，並囑咐他回去自己按揉。

第二天，他對我說：「昨晚還有一點點痛，但今天雖然忙於各種會議，卻沒有任何痛感。這次頭痛最大的苦惱就是疼痛一直持續，且找不到任何原因，原來是經絡不通導致的。沒想到經絡這麼神奇！」

② 讓你不再耳鳴

　　某年夏天，一位老友來訪，閒聊中得知他受耳鳴之苦已有一年，每晚他的耳朵裡就像有一隻蜜蜂嗡嗡鳴叫，叫得人心煩意亂，嚴重影響睡眠。詢問得知，他這一年來事業發展十分不順利，我推測他的耳鳴是因為心理壓力大，氣鬱化火所致。於是，我拖住他的手臂開始探查四瀆穴，左側痛不可摸，右側痛感不明顯。我邊敲邊揉，十多分鐘後，接著點揉他左側的翳風穴。

　　按揉後，四瀆穴和翳風穴的痛感減輕得很快，隨後我向他解釋經絡堵塞的原理、得氣的感覺，告訴他晚上別飲酒，早點休息，明天耳鳴的症狀就能減輕，他半信半疑。第二天上午，一見面，他笑著說：「昨晚耳朵沒叫，上床後一會兒就睡著了。」

③ 促進五臟六腑「風調雨順」

　　《黃帝內經・素問・靈蘭祕典論》說：「三焦者，決瀆之官，水道出焉。」《難經・六十六難》說：「三焦者，原氣之別使也，主通行三氣，經歷於五臟六腑。」這兩段話告訴我們，三焦與水的代謝、氣的運行有關。

　　中醫認為，三焦在身體裡是調節水、氣運行的，是讓五臟六腑「風調雨順」的。所以不論針對身體裡的何種異常，都要配合選用三焦經的穴位來輔助調理。

　　還有一種理論，認為三焦的功能主要是調節體內各種激素的分

泌，比如上焦對應腦垂體、松果體、甲狀腺等；中焦對應胸腺、胰腺等腺體；下焦對應性腺、腎上腺等腺體。我認為有道理。因為我遇到的甲狀腺疾病及糖尿病患者，在探查其三焦經時不僅有阻滯，而且個個痛不可摸。

內分泌系統對於人體十分重要，七大腺體分泌的激素量都不大，但必須剛剛好，如果失衡，身體會發生異常變化，比如腦垂體分泌生長激素異常、甲狀腺分泌甲狀腺素異常，都會引發嚴重的疾病。

熬夜、情緒的失控也會使內分泌系統功能異常，此時三焦經一定會有反應。所以如何化解怒氣，減輕熬夜對身體的影響就很重要。

很多人都知道生氣後應馬上疏理肝經、按揉心包經，其實是三焦經受到了影響。平時可能疏理三焦經的四瀆穴、消濼穴都正常，但只要你生氣，這兩個穴位馬上會有反應，輕敲幾下就痛不可摸。所以要時時體檢，隨時發現體內的鬱結，將它排解掉，防患於未然。

疏通腎經

減緩人體的衰老

關於腎經的循行路線，《黃帝內經‧靈樞‧經脈》是這麼講的：

(1) 腎經從腳小趾下邊開始（腎足少陰之脈，起於小趾之下）；

(2) 斜向腳底心，出於舟骨粗隆下，沿內踝之後，分支進入腳跟中（邪趨足心，出於然谷之下，循內踝之後，別入跟中）；

(3) 向上貼著跟腱前側循行至膝關節，出膕窩內側，上大腿內側後方（以上腨內，出膕內廉，上股內後廉）；

(4) 通過脊柱屬於腎，聯絡於膀胱（貫脊屬腎，絡膀胱）；

(5) 從腎向上，通過肝、膈，進入肺中（其直者，從腎上貫肝膈，入肺中）；

(6) 沿著喉嚨，夾舌根旁（循喉嚨，挾舌本）；

(7) 從肺出來的分支，絡於心，流注於胸中，接心包經（其支者，從肺出絡心，注胸中）。

根據「經脈所過，主治所及」的原則，從以上腎經在身體內外的走向，我們可以得知哪些毛病是與腎經有關係的。

比如，中醫有一句術語叫「肝腎同源」，從經絡行走來看，腎經經過肝（從腎上貫肝膈），所以如果肝有病，可以先從調腎入手。另外，腎經「入肺中」，肺氣損耗時，我們就要調腎，讓身體從腎那裡來源源不斷地補充能量。再比如，腎經走咽喉（循喉嚨），所以，久

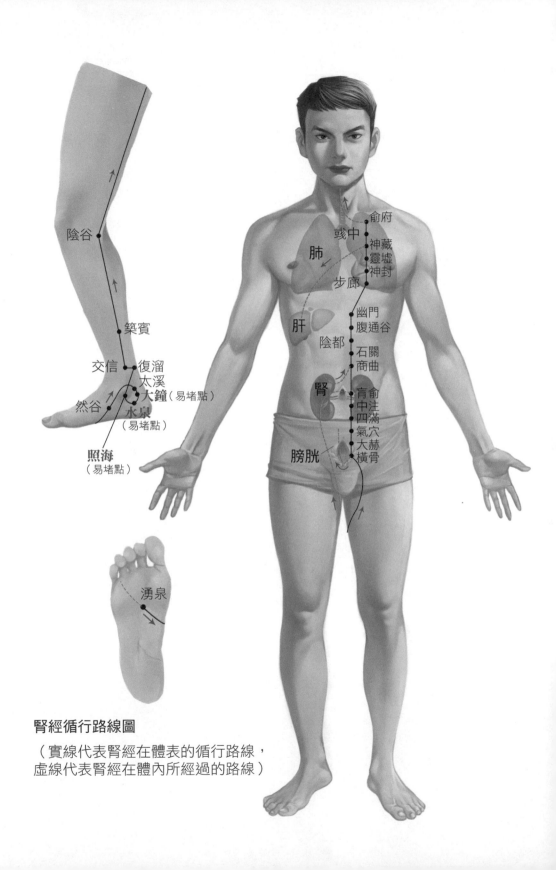

俞府
彧中
神藏
靈墟
神封
步廊
幽門
腹通谷
陰都
石關
商曲
肓俞
中注
四滿
氣穴
大赫
橫骨

肺
肝
腎
膀胱

陰谷

築賓

交信　復溜
　　　太溪
　　　大鐘（易堵點）
然谷　水泉
　　　（易堵點）

照海
（易堵點）

湧泉

腎經循行路線圖

（實線代表腎經在體表的循行路線，
　虛線代表腎經在體內所經過的路線）

咳後的喉嚨乾癢、晨起喉嚨癢等症狀與腎有關，可以自我疏理腎經的易堵塞穴位來調理。

當今人們習慣了關注局部問題，以為咽喉炎就是喉嚨的問題，而從經絡走行看，肝、心、脾、肺、腎的經絡都經過咽喉。對待此類問題，要從這幾條經絡上來尋找痛點，著手分析，明確判斷是哪一個臟腑的問題，才能對症施治。

腎經的易堵點

① 大鐘穴

　　拇指或食指放在足內踝尖（最高點）與跟腱連線中點處，然後向下輕推 0.5 公分至骨頭上緣處，停住不動，這就是大鐘穴。

　　向腳底板方向出力點按此穴，以最小半徑點揉 30 圈，如有刺痛的感覺，代表腎經堵塞。

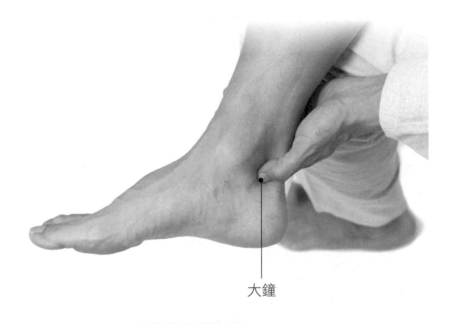

大鐘

腎 經 易 堵 點　大鐘穴

❷ 水泉穴

　　水泉穴在足內踝尖與足跟尖連線的中點處，以拇指點揉，多數人會刺痛難當。

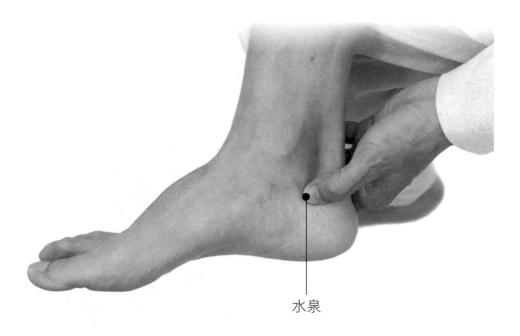

水泉

腎經易堵點　水泉穴

❸ 照海穴

　　足內踝尖、足跟尖、水泉穴三點一線。將拇指放在水泉穴上，沿著這條線向斜上方輕推至踝骨下端的骨縫處，出力點揉，會有刺痛或脹痛，這就是照海穴。

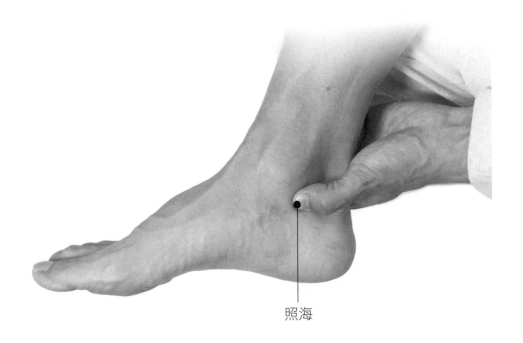

照海

腎經易堵點 照海穴

探查、疏通的順序和時間

疏理腎經時，點揉、探查雙側的水泉穴、大鐘穴、照海穴，在痛處按揉、疏理。

每個位置 2 ～ 3 分鐘，每日 2 ～ 3 次。

疏通腎經的益處

❶ 緩解頻尿、尿急、慢性咽喉炎、久咳喉嚨癢的症狀

朋友的女兒，當年十七歲，平時不敢吃涼，怕冷、痛經、手腳冰涼，舌象、脈象都顯示陽虛、有寒。

朋友帶她來找我調理，當時見面是傍晚，我無意間讓她喝點水，她媽媽說：「這孩子有一個最大的毛病就是晚上不能喝水，即使喝一口水，也不知要去多少趟洗手間。」

我蹲下身，按了一下她的水泉穴，小女孩連連喊疼，兩側皆痛。我請她媽媽回去幫她按揉水泉穴，在腎俞穴（第二腰椎棘突旁開兩指寬，左右各一）拔罐，並艾灸關元穴（肚臍下 3 寸，前正中線上），又開了祛寒的成藥。她媽媽每天持續幫她調理，一個月後，我們再見面時，她已經面色紅潤，頻尿、腰痠的現象早已消失。

另外，如果平時疏通好腎經的易堵塞穴位，可以預防女性因「尿

道感染」而產生的頻尿、尿急、量少、尿痛，且重複發作、遷延不癒的問題。

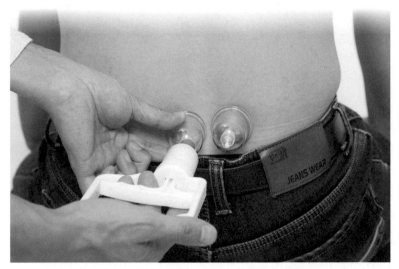

腎俞穴拔罐，能緩解腎虛帶來的一連串問題。

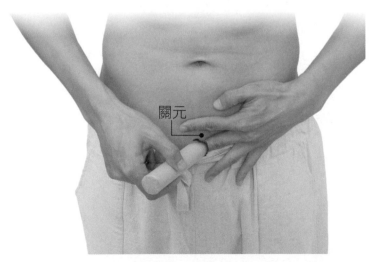

艾灸關元穴，對身體寒重、體質弱的人很有好處。

❷ 疏通大鐘穴，可以調理慢性咽喉炎

朋友的妻子自稱患有慢性咽喉炎，特別容易「上火」，甚至聞到一點油煙就喉嚨痛，牛羊肉及辛辣的食物絕對不敢吃，相當痛苦。我為她把脈，脈沉細無力，舌苔薄白，舌頭濕滑，且經常手腳冰涼，沒有一點「火」象！我按揉一下她的大鐘穴，她疼得直躲，而按揉她脾經的太白穴、公孫穴則沒什麼反應，看來也是腎陽不足，體寒較大，治法以扶陽氣為主。

於是，我請她回去按揉腎經的大鐘穴、膀胱經的崑崙穴，在腎俞穴上拔罐。三天後複診時，她高興地告訴我：「前兩天按崑崙穴、大鐘穴時都腫了，今天好多了，手腳已經有溫熱感，好久沒有這樣的感覺了，重要的是喉嚨不會痛了。」持續調理了一個月後，她咽喉炎上火的症狀消失了。

給大家提個建議，咽部如果真的有火，喉嚨會紅、腫、熱、痛。如果舌頭一派寒象，手腳發涼，應該以扶陽的思路為主，絕對不能用清熱瀉火的方法，那是南轅北轍，無異於飲鴆止渴。

❸ 按揉照海穴，能夠緩解久咳喉嚨癢的問題

有一年的 11 月下旬，我在武漢講經絡課，第一天上午上課時，一位學員不時地咳嗽兩聲。課間休息時，我問她什麼情況，她說之前曾感冒，已經好了。可是近一週，武漢降溫，就開始咳嗽，喉嚨不時乾、癢，聽課時想忍住咳嗽，可是忍不住。

　　我俯下身，點揉她雙側的照海穴，兩側都是刺痛的感覺，然後我教她自己按揉。第二節上課時，她邊揉邊聽講，不知不覺，咳嗽次數明顯減少，而下午再上課的時候，已經聽不到她咳嗽了。照海穴是八脈交會穴，通陰蹻脈，「陰蹻照海膈喉嚨」，只要咽喉有問題，點揉照海穴會有刺痛或脹痛。感冒之後經「常規治療」，看似好了，可是有持續的乾咳、晨起喉嚨癢，這是餘邪未解，按揉照海穴會有幫助。

疏通膀胱經

讓身體「最大的排毒通道」暢通無阻

膀胱經的循行路線

關於膀胱經的循行路線，《黃帝內經・靈樞・經脈》是這麼講的：

(1) 膀胱經從眼角內側開始，沿正中線兩側上行至額部，交會於頭頂（膀胱足太陽之脈，起於目內眥，上額交巔）；

(2) 從頭頂分出到耳上角（其支者，從巔至耳上角）；

(3) 其直行的部分從頭頂向內絡於腦，再從頸項部分開下行（其直者，從巔入絡腦，還出別下項）；

(4) 一支沿肩胛內側，夾脊柱旁（1.5 寸）到達腰中，進入脊柱兩旁的肌肉（循肩髆內，挾脊抵腰中，入循膂）；

(5) 聯絡於腎，屬於膀胱（絡腎屬膀胱）；

(6) 從腰中有一個分支，沿著脊柱旁，通過臀部，進入膕窩中（其支者，從腰中下挾脊，貫臀入膕中）；

(7) 頸項部的另一支分支從肩胛內側脊柱旁開 3 寸的路線下行（其支者，從髆內左右，別下貫胛，挾脊內）；

(8) 經過髖關節，沿大腿後側外緣下行，會合於膕窩中（過髀樞，循髀外，從後廉，下合膕中）；

(9) 從膕窩向下通過小腿後側的腓腸肌，經過跟腱前側，到外踝後方（以下貫腨內，出外踝之後）；

(10) 沿足部外側，到小趾的外側，接腎經（循京骨，至小趾外側）。

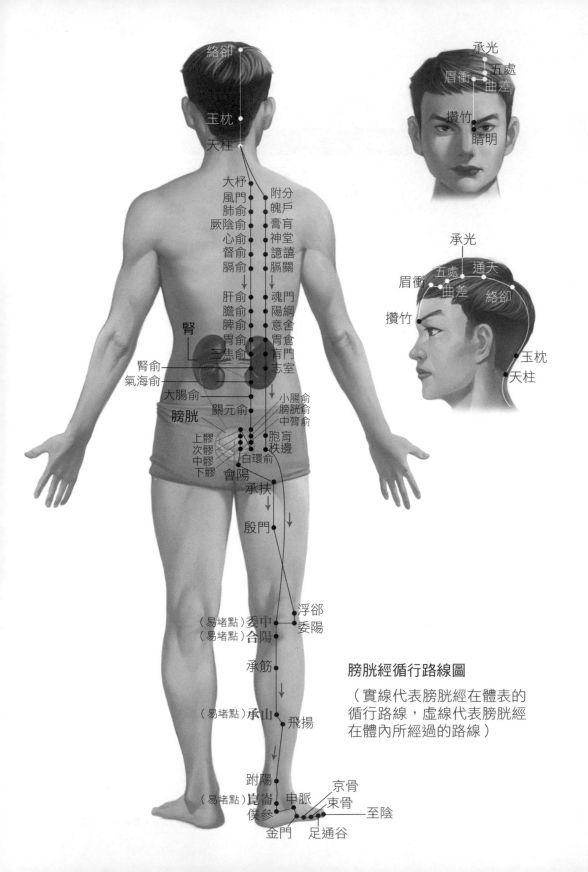

膀胱經循行路線圖

（實線代表膀胱經在體表的
循行路線，虛線代表膀胱經
在體內所經過的路線）

根據「經脈所過，主治所及」的原則，從以上膀胱經在身體內外的走向，我們可以得知哪些毛病是與膀胱經有關係的。

比如，眼角內側是膀胱經的起點（起於目內眥），有的朋友經常眼眶痛，如果是內眼眶痛，按照「經脈所過，主治所及」的原理，按揉同側膀胱經的崑崙穴會有速效。

又比如，受寒對身體的傷害非常大，寒邪可以透過膀胱經的「背俞穴」（挾脊抵腰中）侵襲多個臟腑。而捏脊對身體有益處的原因，即是透過對膀胱經「背俞穴」的調理，間接對臟腑進行溝通和調節。

膀胱經的易堵點

❶ 崑崙穴

　　將拇指或食指放在足外踝尖與跟腱連線的中點，向下輕推，遇骨頭則停住不動，這就是崑崙穴。

　　向腳底板方向出力點按此穴，用最小半徑點揉 30 圈，如痛不可摸，代表膀胱經有寒，繼續按揉、疏理 3 ～ 5 分鐘，痛感就會減輕。

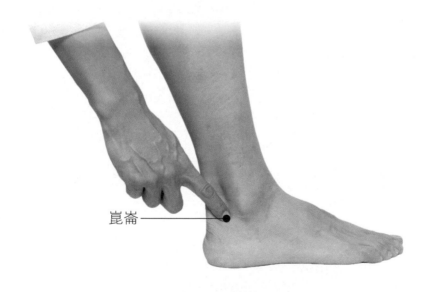

崑崙

膀胱經易堵點 崑崙穴

❷ 承山穴

承山穴在跟腱最上端與小腿肌肉的接合部（腓腸肌兩肌腹之間凹陷的頂端）。

自我操作時，坐直，雙腿自然下垂，用同側大拇指的指間關節垂直出力，敲擊 10 下，痛感會顯現出來。

很多年長的人走路時腿腳發沉或睡覺時易抽筋，疏理此處可以緩解症狀。

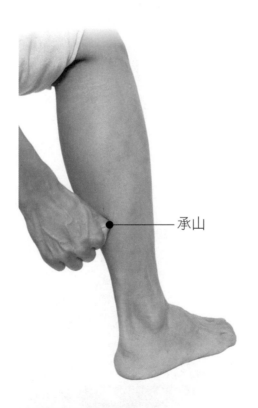

承山

膀胱經易堵點 承山穴

❸ 委中穴

　　委中穴位於膝蓋後方的膕窩中點處。探查此穴時需要身體坐直，手腕放鬆，輕輕按揉。

　　一般情況下，按揉這個穴位是不疼的，但對於有腰部疾患、膝關節腫痛的朋友，此處不僅疼痛明顯，還可能出現突出皮膚表面的結節或腫物，慢慢按揉，結節就會漸漸散開。

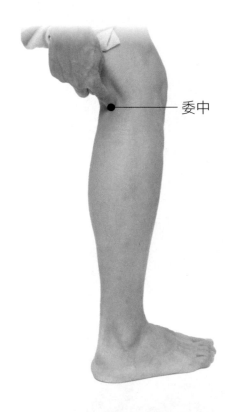

委中

膀胱經易堵點　委中穴

❹ 合陽穴

　　合陽穴在委中穴下 2 寸（三指寬）處，用同側拇指的指間關節敲擊，痛感會顯現。對於經常走路、逛街過多的朋友，當小腿發緊時，敲揉此穴能夠促進氣血在小腿的布散。

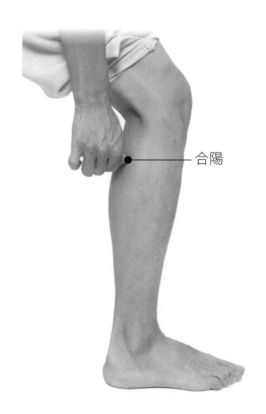

合陽

膀胱經易堵點 合陽穴

探查、疏通的順序和時間

疏理膀胱經時，先點揉雙側崑崙穴，接著敲揉承山穴、合陽穴、委中穴探查，在痛處按揉、疏理。每個位置 2～3 分鐘，每日 2～3 次。

每天捏脊，每次三遍，或者每週在背部膀胱經刮痧一次，不用在意出痧與否。

疏通膀胱經的益處

1 按揉崑崙穴，能夠緩解頸部僵硬、前額痛問題

在學習中醫知識、探索經絡祕密的時候，總有一些難忘的案例，給我以靈感和思路。2007 年深秋，我遇到一位三十五歲的女士，她自述頭痛半年，多方治療無效，經朋友介紹找到我。

此人的頭痛很特別，有固定路線：從兩眼眶內側開始，經前額正中線兩側旁開一指寬的路線疼痛，而且脖子發硬。

當她描述頭痛路線的時候，我想，這是膀胱經的起始路線。於是我問道：「是下午 3 點疼痛加重，5 點後會緩解吧？」她回想了大約半分鐘，說道：「確實如此，每天下午嚴重，晚飯的時候通常就不痛了。」

在瞭解後得知，她每年冬天都要去俄羅斯工作，初夏時回國。這使我確信這是膀胱經受寒引起的頭痛：下午 3 ～ 5 點是膀胱經氣血最旺盛的時間，此時氣血要把寒氣排出體外，但寒邪較深，所以形成頭痛。

我按揉她的崑崙穴時，她疼得連連縮腳。我一邊輕揉崑崙穴，一邊對她講解原理，不知不覺 5 分鐘過去了，她穴位處的痛感減輕了不少。

我請她以後每天下午 2 點 50 分，即提前 10 分鐘按揉崑崙穴。沒想到三天後的晚上 6 點，她打電話告訴我，困擾她半年的頭痛已經好了。

有時候，我們把身體提醒、抗議的信號誤當成了「病」，其實是由於根源性的問題沒有解決，這個外在的「象」一直存在，所以就成了人們口中的「頑疾」。

❷ 緩解腰部椎間盤突出症

湖南中醫藥大學附屬醫院心血管科的一位護士朋友，與我分享她的一個案例：一位中年男士來心血管科病房探望住院的母親，見到老人，他說他也住院了。原來他腰部椎間盤突出症發作，入院治療。朋友剛好查房，問他什麼症狀，他指著自己的大腿後部中央說：「這條線都痛，最痛苦的是彎腰受限，甚至不能俯身繫鞋帶。」

朋友一看，疼痛路線正好在膀胱經上，就蹲下身，點揉他患側的崑崙穴，揉了 5 分鐘，崑崙穴的痛感消失。讓他走幾步，感覺輕

快不少；再請他彎腰，這時讓病房裡所有人驚訝的場面出現了——他很輕鬆地彎下腰，自己解開鞋帶又繫上了。

這只是一個案例，我不強調單穴治病，因為任何疾病都是整體的投射，原因也是多方面的。所以，對於上面這位腰部椎間盤突出症的患者，還需要認真將膀胱經的其他易堵塞穴位疏通，讓膀胱經的氣血暢通起來，這對於恢復腰肌的力量、腰椎部位的氣血供應有幫助，可避免再次發作。

❸ 按揉承山穴，能夠解決小腿抽筋的問題

很多經絡易堵塞穴位都是我在自己、家人和朋友的身上實踐出來的，再經過更多人的驗證，其中，對於承山穴，我印象特別深刻。

當年妻子懷孕，沒用任何保健品，自然養胎。在第六個月的一天深夜，我在睡夢中被妻子的叫聲驚醒，原來她的左小腿抽筋了。

當時，我用右手的拇指按在她左腿的承山穴上，不到一分鐘，抽筋立止。以後妻子再也沒抽筋過，去產檢的時候還不忘與其他孕婦分享。

對於健康，我們總想找到標準答案，找到事物的決定性因素，這是理想化的。人們談到抽筋，首先想到「缺鈣」，有的老年人大量補鈣，但抽筋情況卻沒有緩解。有的人去驗血，但並不缺鈣。那麼，為什麼局部會「缺鈣」呢？

我認為，當承山穴堵塞時，氣血不能好好地布散到小腿肌肉，自然會影響微量元素在腿部肌肉細胞的正常分布，所以不是承山穴

擅長治療小腿抽筋，而是疏通它來恢復氣血在小腿部的循行。

我建議大家平時保持小腿的柔軟，也是這個道理。

❹ 構築人體防病的第一道屏障

膀胱經從頭到腳貫穿整個人體後部，為人體抵禦外邪的第一道屏障，極易受寒邪的侵襲。

很多人在風寒感冒時有這樣的體會：初起時頸部僵硬疼痛，有人伴有頭痛、後背疼痛，甚至下肢後部疼痛，這些部位都在膀胱經的循行路線上。

現代研究顯示，發燒是病毒、細菌或病原體侵入人體，形成致熱因素所致，而中醫認為這是外邪侵襲身體。比如夏天空調低溫，冬天穿得過少，寒邪就容易侵襲肌表。如果正氣旺盛，就會與邪氣激烈對抗，產生的病理產物就越多；致熱源增多，體溫就會升高。

孩子的陽氣比大人要旺盛，所以小孩燒起來的體溫可達 40°C；大人沒有能力燒那麼高，最多也就燒到 39°C。

從另一個方面我們還明白，有的人很久沒有感冒發燒症狀，也許緣於他身體強健，不給病毒、細菌可乘之機，但也可能是因為他身體正氣不足，對入侵之敵沒有反抗的力量，因此對來犯之敵置若罔聞。

膀胱經是十二正經中分布區域最長、最廣的一條，從頭到腳貫穿整個人體後部。大家一定有過這樣的經驗：對風比較敏感的人，如果風從前面吹來，你會提前防範；如果風從後面吹來，你馬上會不

舒服。為什麼呢？明槍易躲，暗箭難防。

《黃帝內經》一再強調：「聖人避風，如避矢石，虛邪賊風，避之有時。」聖人把風比作矢石，風從後面來，偷偷摸摸的，所以又叫賊風。

綜上所述，現實生活中，要保護好身體的第一道屏障──膀胱經，避寒是關鍵。

疏通胃經

養好身體的後天之本

胃經的循行路線

關於胃經的循行路線，《黃帝內經・靈樞・經脈》是這麼講的：

(1) 胃經從鼻翼旁邊開始（胃足陽明之脈，起於鼻之交頞中）；

(2) 交會到鼻根中（旁約太陽之脈）；

(3) 向下沿鼻外側進入上牙，回出環繞口唇，向下交會於頦唇溝——承漿穴（下循鼻外，上入齒中，還出挾口，環唇，下交承漿）；

(4) 沿下頜，出面動脈部——大迎穴（卻循頤後下廉，出大迎）；

(5) 再沿下頜角，向上過耳朵前面（循頰車，上耳前）；

(6) 經顴弓上，沿髮際，至前額中部——眉毛上方（過客主人，循髮際，至額顱）；

(7) 從大迎穴分出一個分支向下，經頸動脈部，沿喉嚨走（其支者，從大迎前下人迎，循喉嚨）；

(8) 進入鎖骨上窩——缺盆，通過膈肌，進入胃，聯絡於脾（入缺盆，下膈，屬胃絡脾）；

(9) 從缺盆另外的分支，直行向下，經乳中，直下夾臍兩旁——身體前部正中線旁 2 寸，進入氣街——腹股溝動脈部氣衝穴（其直者，從缺盆下乳內廉，下挾臍，入氣街中）；

(10) 從胃口的分支向下，在腹裡循行（其支者，起於胃口，下循腹裡）；

(11) 在腹股溝動脈處與前者會合，由此下行經髖關節前到大腿

前面（股四頭肌隆起處），向下經過膝關節髕骨（下至氣街中而合。以下髀關，抵伏兔，下膝臏中）；

(12) 沿脛骨外側邊緣，下行至足背，進入中趾內側趾縫，出第二趾外末端（下循脛外廉，下足跗，入中趾內間）；

(13) 從膝關節下 3 寸——足三里處，有一個分支分出，向下進入中趾外側趾縫，出中趾末端（其支者，下廉三寸而別，下入中趾外間）；

(14) 從足背部分還有分支分出，進入大趾趾縫，出大趾末端，去連接脾經（其支者，別跗上，入大趾間，出其端）。

根據「經脈所過，主治所及」的原則，從以上胃經在身體內外的走向，我們可以得知哪些毛病是與胃經有關係的。比如胃經「入於齒中」，意思是說，胃經的一段路線是沿鼻外側進入上牙的，所以，上牙的疾患，包括上牙疼痛、上牙齦腫痛等症狀，往往與胃經的堵塞有關，如果你及時疏理胃經的易堵塞穴位，就能迅速見效。當然，這種方法對牙神經受損的情況沒有作用，需要請牙醫處置。

又比如，胃經「循髮際，至額顱」，是說胃經還經過前額，那麼，如果你前額部位疼痛，也要遵循「經脈所過，主治所及」的原則，去疏理胃經易堵塞穴位，效果立竿見影。

還有，胃經在頭部以下的循形路線是從鎖骨中點直下，經過乳腺（其直者，從缺盆下乳內廉），因此，平時自己經常動手疏理胃經，保證暢通，就有保護乳腺的益處。

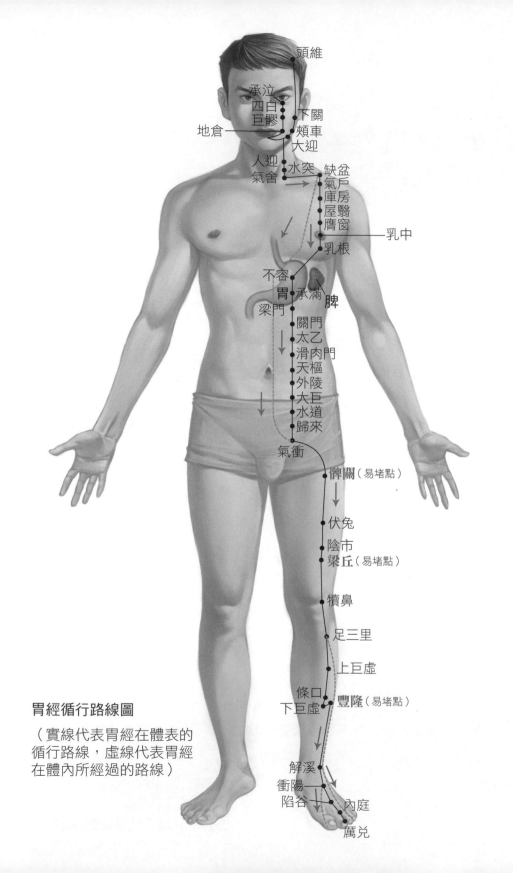

頭維

承泣
四白
巨髎
地倉
人迎
氣舍
下關
頰車
大迎
水突
缺盆
氣戶
庫房
屋翳
膺窗
乳中
乳根

不容
胃
梁門
承滿
脾
關門
太乙
滑肉門
天樞
外陵
大巨
水道
歸來
氣衝

髀關（易堵點）

伏兔
陰市
梁丘（易堵點）

犢鼻

足三里

上巨虛

條口
下巨虛
豐隆（易堵點）

解溪
衝陽
陷谷
內庭
厲兌

胃經循行路線圖

（實線代表胃經在體表的
循行路線，虛線代表胃經
在體內所經過的路線）

胃經的易堵點

❶ 髀關穴

髀關穴位於腹股溝中央下 2 寸（三指寬）處。

胃有隱患、急性胃痛發作，或者前額部頭痛者，多數人在上段的髀關穴有強烈痛感，或在左側，或在右側。

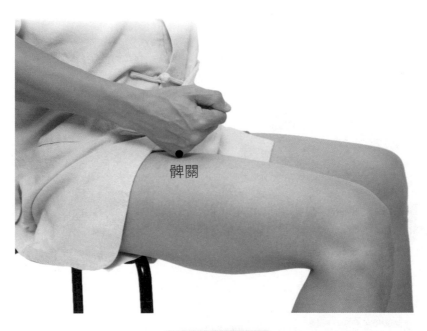

髀關

胃經易堵點 │ 髀關穴

② 梁丘穴

坐位，下肢用力蹬直，髕骨外上緣上方凹陷正中處就是梁丘穴。

③ 豐隆穴

豐隆穴在外踝尖與外膝眼連線中點，脛骨外側緣兩橫指處，用中指指間關節敲擊、探查，如果體內痰濕較重，反應會很明顯。

因為豐隆穴是化痰要穴，所以只要水濕多，敲揉此穴會有強烈疼痛，甚至紅腫，都很正常。

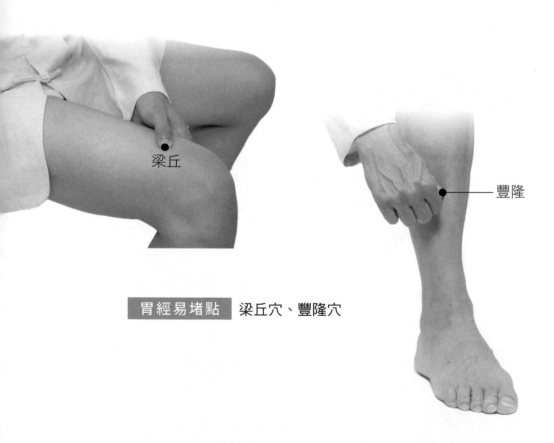

梁丘

豐隆

胃經易堵點 梁丘穴、豐隆穴

探查、疏通的順序和時間

疏理胃經時，敲揉、探查雙側髀關穴、梁丘穴、豐隆穴，在痛處按揉、疏理。

每個位置 2 ～ 3 分鐘，每日 2 ～ 3 次。

疏通胃經的益處

❶ 快速緩解胃寒引發的食慾不振

多年前的一個春節，母親來北京過年。當時，她的胃口不太好，尤其是來之前的十幾天，只進食稀粥和鹹菜。到北京當晚，我幫母親進行調理，先探查她胃經的易堵塞穴位，發現她右側的髀關穴劇痛，而左側則感覺不強烈。

於是，我用最輕柔的力度在堵塞的痛點處邊敲邊揉，並告訴母親這是胃氣尚可的表現，否則就不會有強烈痛感了。

調理了十來分鐘，母親痛快地打了兩個嗝，緊接著我發現在她的大腿根部出現一塊直徑 6 公分左右的紅腫。

第二天一早，昨晚出現在母親腿上的紅腫面已經擴大了，而且上面散布著多個青紫斑點，就像膝蓋磕在地上產生的瘀紫一樣，而紫色意味著寒盛，代表胃中有寒。此時，母親的胃口大開。後來她自

己每天上午按揉，持續了一週，紅腫瘀紫才漸漸褪去，代表胃經已經通暢，胃的功能恢復正常了。

❷ 快速緩解酒後頭痛的問題

有一次，我由於飲酒過量，第二天晨起時頭痛欲裂，而疼痛位置正好在前額部，我推斷是過量飲酒傷了胃氣，進而導致頭痛。於是我「正襟危坐」，用雙手小指掌指關節從大腿根部開始往下敲，髀關穴立即疼痛難當。我強忍疼痛邊敲邊揉，一會兒，頭部疼痛立止，只是還有點昏沉，用時不過 3 分鐘。

其實，對於一切胃病的輔助調理，都應該先疏理胃經的易堵塞穴位，以恢復胃氣。

夏天，陽氣在肌表，體內陰寒，女孩子喜歡吃冰淇淋，男孩喜歡喝冰啤酒，感覺很過癮，其實寒涼之物已經傷了胃氣。有這種習慣的朋友經常前額疼痛，應該及時疏理胃經的易堵點。

請記住，生活方式是致病的重要因素，想要健康就要做減法，管住嘴很重要。

疏通膽經

為其他臟腑提供能量

膽經的循行路線

關於膽經的循行路線，《黃帝內經·靈樞·經脈》是這麼講的：

(1) 膽經從外眼角開始，上行到額角，向下過耳朵後面，沿頸旁，行三焦經之前（膽足少陽之脈，起於目銳眥，上抵頭角，下耳後，循頸，行手少陽之前）；

(2) 至肩上的肩井穴退後，交出三焦經之後，進入缺盆——鎖骨上窩（至肩上，卻交出手少陽之後，入缺盆）；

(3) 從耳後有一個分支，進入耳中，再走到耳前，至外眼角（其支者，從耳後入耳中，出走耳前，至目銳眥後）；

(4) 再從外眼角分出，向下至大迎，會合三焦經至眼下（其支者，別銳眥，下大迎，合手少陽，抵於䪼）；

(5) 向下經過頰車——咬緊牙關，下頜關節凸起處，下行頸部，會合於缺盆——鎖骨上窩（下加頰車，下頸，合缺盆）；

(6) 由此向下至胸中，通過膈肌，聯絡於肝，屬於膽；沿兩脅，出於氣街（腹股溝動脈）繞陰部毛際，橫向進入髖關節部（以下胸中，貫膈，絡肝，屬膽，循脅裡，出氣街，繞毛際，橫入髀厭中）；

(7) 從缺盆（鎖骨上窩）的分支，向腋下，過胸部的肋骨，向下會合於髖關節部（其直者，從缺盆下腋，循胸，過季脅，下合髀厭中）；

(8) 由髖關節向下，沿大腿外側中線，過膝關節外側，向下過腓

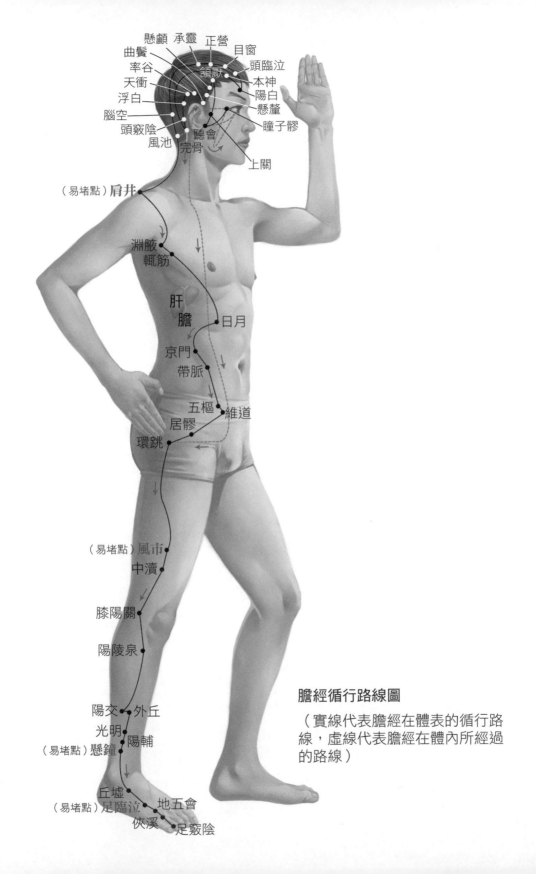

懸顱　承靈　正營　目窗　頭臨泣
曲鬢
率谷　　頷厭　　本神
天衝　　　　　陽白
浮白　　　　　懸釐
腦空　　　　　瞳子髎
頭竅陰　聽會
風池　　完骨
　　　　　　　上關

（易堵點）肩井

淵腋
輒筋

肝
膽　　　日月

京門
帶脈

五樞　維道
居髎
環跳

（易堵點）風市
中瀆

膝陽關
陽陵泉

陽交　外丘
光明　陽輔
（易堵點）懸鐘

丘墟
（易堵點）足臨泣　地五會
俠溪　　足竅陰

膽經循行路線圖

（實線代表膽經在體表的循行路
線，虛線代表膽經在體內所經過
的路線）

骨小頭前，直下到腓骨下段，向下過外踝的前部，沿足背進入第四腳趾骨的外側（以下循髀陽，出膝外廉，下外輔骨之前，直下，抵絕骨之端，下出外踝之前，循足跗上，入小趾次趾之間）；

(9) 從足背的分支，進入大趾趾縫間，出大腳趾外側端，接肝經（其支者，別跗上，入大趾之間，循大趾岐骨內出其端，還貫爪甲出三毛）。

根據「經脈所過，主治所及」的原則，從以上膽經在身體內外的走向，我們可以得知哪些毛病是與膽經有關係的。

比如，膽經「從耳後入耳中，出走耳前，至目銳眥後」，所以，頭部側面的問題、一側耳鳴的問題，與膽經、三焦經關係密切，疏通膽經、三焦經對於緩解這些「頑疾」有幫助。

又比如，膽經的循行路線在軀體的側面（循脅裡，出氣街，繞毛際，橫入髀厭中。其直者，從缺盆下腋，循胸，過季脅，下合髀厭中），所以兩肋脹痛、腿部外側的疼痛，與膽經有直接關係。

膽經的易堵點

❶ 肩井穴

肩井穴在大椎穴（低頭，後頸部隆起最高點，下緣凹陷處）與鎖骨肩峰端連線中點處。

將對側手掌握拳，用拇指指間關節輕敲肩部最高點，初次探查會很疼痛。而有的人輕敲一會兒手臂就會發痠，省力的辦法是將手掌置於痛點，四指向手掌方向出力，將肩井穴重複捏拿，痛感會慢慢減輕。

多數人肩膀僵硬，持續捏拿，每天 3 ～ 5 次，每次 30 下，肩部肌肉就會慢慢變軟，肩井穴也就通暢了。

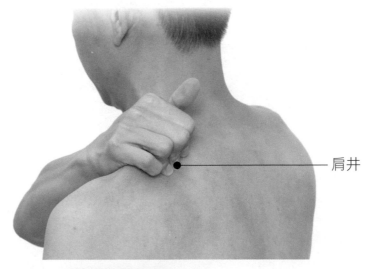

—— 肩井

膽經易堵點 肩井穴

❷ 風市穴

　　直立，雙手併攏下垂在大腿外側，中指指尖偏下方就是風市穴。

　　用同側拇指指間關節敲擊風市穴，多數人會有強烈痛感。而膽經既容易存鬱氣，也容易受寒，疏理此穴能夠理氣、排寒。另外，風市穴與肝經的陰包穴是對稱的，所以大腿內外側在等高的位置有易堵塞穴位，可以同時敲擊、疏通。

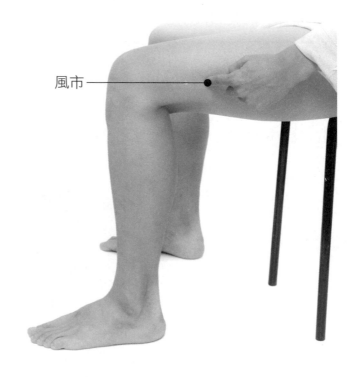

風市 ————

膽經易堵點　風市穴

❸ 懸鐘穴

懸鐘穴位於外踝尖上 3 寸（四指寬），兩骨頭之間，與脾經的三陰交穴對稱。

用拇指指間關節輕敲此穴時，有高血壓、坐骨神經痛、寒氣凝結之人痛感強烈，甚至在按揉後出現結節，持續按揉 3 ～ 5 天，結節將會散開。

如果敲擊、探查此穴沒有感覺，可疏理風市穴，待將風市穴按揉至不痛，再探查懸鐘穴就會有反應了。

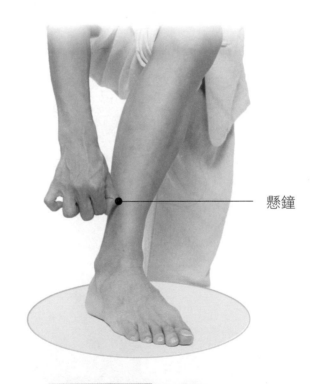

懸鐘

膽經易堵點 懸鐘穴

❹ 足臨泣穴

足臨泣穴位於足面外側第四腳趾與第五腳趾延長線交會分叉處。

輕輕點揉此穴，患有耳鳴、偏頭痛等症狀的重症患者會疼痛難當，需要每日持續疏理，至不痛時即可。

請大家注意，在疏理膽經的易堵點時，同時可能會出現打嗝、放屁等排氣現象，甚至有的人第二天大便會呈黑色，不要驚慌，這是因為膽經瘀毒經腸道排出所致，過幾日就正常了。

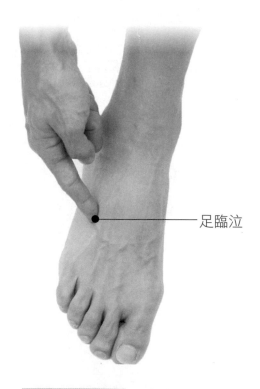

足臨泣

膽經易堵點 足臨泣穴

探查、疏通的順序和時間

疏理膽經時，先敲揉雙側肩井穴、風市穴、懸鐘穴，點揉足臨泣穴探查，在痛處按揉、疏理。

每個位置 2 ～ 3 分鐘，每日 2 ～ 3 次。

疏通膽經的益處

❶ 解決髖關節活動受限的問題

有一位女士去國外出差，在飛機上睡覺時，身上蓋的毛毯掉了，以致右腿一直被座位上的空調對吹著，結果下飛機時行走困難——可以上臺階，但平走時右腿的髖關節疼痛，活動受限。雖然回國後經多方治療，但效果不明顯。

很顯然，這是膽經受寒導致的。那位女士找到我時，我先為她探查大腿的風市穴，沒感覺，於是向下探查、敲擊腿外踝上 3 寸的懸鐘穴，一開始時沒反應，漸漸地痛感越來越強烈，用手一摸，居然出現一個疙瘩，氣機完全堵在這裡。我叮囑她忍住痛，同時用大拇指用力彈撥結節，她疼得「熱淚盈眶」，大約 2 分鐘後，結節消失了。我讓她下地走一走，結果髖關節在平走時完全不疼了，在場的朋友連連稱奇。

很多人因為不懂中醫，只有看到效果時才覺得簡單且不可思議。其實，身體只要經絡暢通、氣血充足，功能就會正常。明白這個道理，掌握經絡循行路線和疏通手法，非專業人士都能成為自己的保健醫生。

❷ 疏理風市穴，能夠發揮散寒解鬱的功效

《黃帝內經・素問・風論》說：「故風者，百病之長也。」也就是說，在引起疾病的眾多外感因素中，風邪是主要致病因素。風府穴、風池穴、翳風穴在頭項接合部，風邪容易從這裡入腦；風門穴、秉風穴在肩胛，風邪容易從這裡襲肺；風市穴在下肢，如果膽經受寒，風寒之邪就潛伏於此。大腿外側寒涼積聚，身體本能會增加局部的脂肪，所以常敲大腿外側膽經，一段時間後就會發現大腿變瘦了。

有一次講養生課，在課間休息時，一位五十多歲的瘦弱女士向我訴說她的困擾：入睡困難，且睡後易驚醒，症狀已持續半年之久。我猜測這可能與情緒有關，便問她這種現象是否是在經歷了某種特殊事情之後產生的，她說半年內她的父母雙雙故去，從那以後就開始入睡困難，睡後易醒。

我順手敲擊了一下她右腿的風市穴，結果她馬上打了一個嗝，這個嗝持續時間較長，好像從心底最深處發出來的。課間茶歇，我繼續幫她疏理風市穴，大概敲了 50 下，每一下都伴有這樣一個嗝。

第二天，她說雖然前一夜入睡困難，但夜裡沒有驚醒，一覺睡

到天亮。後來，她按照我教的這個方法調理了一段時間，問題就解決了。

❸ 養肝護膽，既要疏通經絡，還要注意調節起居生活

《黃帝內經・素問・六節臟象論》說：「凡十一臟，皆取決於膽也。」這句話的意思是「膽」決定其他十一個臟腑的功能。以前一直難以理解這句話，甚至認為是錯的，直到拜讀無名氏老師的《內證觀察筆記》，才恍然大悟。

按照子午流注的次序，膽經在子時氣血旺盛，之後依次是肝、肺、大腸、胃、脾、心、小腸、膀胱、腎、心包、三焦，而在其他經絡氣血旺盛之前的一小段時間，膽氣都要幫助調動其氣血，促進十一臟腑的功能。

膽經在身體的側面循行，它像門軸、樞紐一樣，對身體有著非常大的作用。《黃帝內經・素問・陰陽離合論》中說：「是故三陽之離合也，太陽為開，陽明為合，少陽為樞。」

門戶的作用大家都熟悉，門能夠開合，靠什麼起作用？靠樞（門軸）起作用。

什麼是「陽」呢？中醫理論將「陽」分為三部分：太陽、陽明、少陽。太陽的作用是負責開，「太陽為開」指的就是這層意思。隨著太陽主開功能的啟動，陽門打開了，陽氣得以逐漸升發、釋放。這在自然界表現為萬物逐漸發陳、蕃秀。而在人體呢？陽氣的作用得到發揮，人們才能精力旺盛地工作、生活和學習。

但是，如果太陽一直處於升發、釋放的狀態，一味工作、不眠不休是不行的，所以，開到一定階段，就要有一個關閉的機制，將陽門逐漸關閉，使升發、釋放的過程減弱下來，這就是陽明經的合。一開一合，它靠什麼來轉動呢？靠樞機來轉動。所以，太陽的開，陽明的合，就要靠少陽樞機的作用。「少陽為樞」指的就是這層意思。

少陽的樞機機制正常，保證該開的時候讓陽氣得以釋放、升發，該關的時候讓陽氣收藏、貯存，保證人體與四時相應，身體則可以處在和諧的狀態。

相反地，夜裡 11 點至凌晨 3 點是氣血在膽、肝兩經循行的時間，這時膽、肝的功能最旺盛，此時它們的主要工作是進行血液的新陳代謝、推陳致新。如果這個時間人沒有休息，膽、肝不僅不能做好本職工作，還要拿出能量支持我們，所以總熬夜的人肝火旺是假象，實際上是能量透支的表現。

總之，養肝護膽，既要疏通經絡，還要注意調節起居生活。歸根到底，健康取決於你自己。

疏通心經
清除心臟發病隱患

心經的循行路線

關於心經的循行路線，《黃帝內經・靈樞・經脈》是這麼講的：

(1) 心經從心中開始，出屬於心臟與他臟相連的系帶（心手少陰之脈，起於心中，出屬心系）；

(2) 向下穿過膈肌，聯絡小腸（下膈絡小腸）；

(3) 另一支，從心臟的系帶部向上，挾咽喉，入眼睛（其支者，從心系上挾咽，繫目系）；

(4) 原經過心系的一支，從心系上行至肺，經過腋下（其直者，復從心系卻上肺，下出腋下）；

(5) 向下過肘關節內側，沿著上臂內側後緣（在肺經與心包經的後面）（循臑內後廉，行手太陰、心主之後）；

(6) 向下過肘關節內側，沿前臂內側後緣，到達小指內側末端，連接小腸經（下肘內，循臂內後廉，抵掌後銳骨之端，入掌內後廉，循小指之內出其端）。

根據「經脈所過，主治所及」的原則，從以上心經在身體內外的走向，我們可以得知哪些毛病是與心經有關係的。

比如，心經的走向「下膈絡小腸」，體現出心與小腸相表裡的關係。要保證心的功能正常，前提條件就要保證心的溫度正常，這就要求不能讓小腸受寒；小腸的溫度是熱的，心才是暖的。正應了那

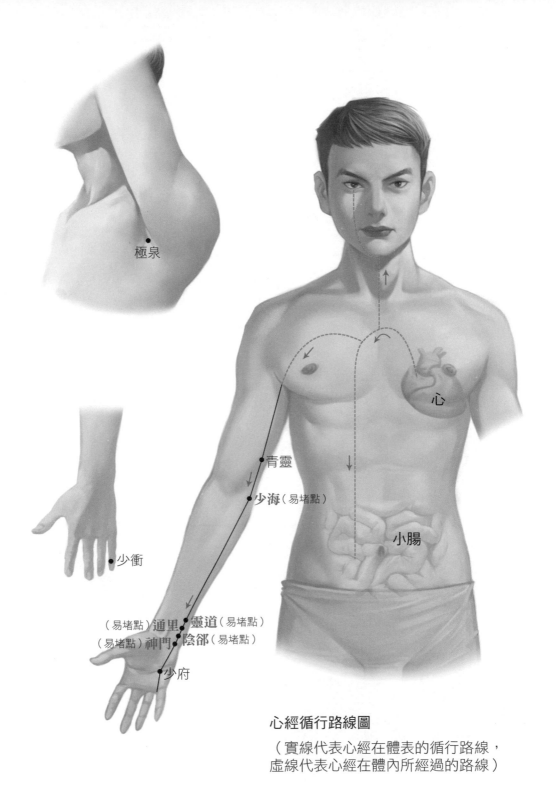

極泉

青靈

少海（易堵點）

少衝

（易堵點）通里 靈道（易堵點）

（易堵點）神門 陰郤（易堵點）

少府

心

小腸

心經循行路線圖

（實線代表心經在體表的循行路線，
虛線代表心經在體內所經過的路線）

句老話：做人要有熱心腸。但是，由於現代人喜愛攝入寒涼食物，常使小腸飽受寒涼之苦，影響心臟的健康。

又比如，心經路線經過咽喉（其支者，從心系上挾咽），當心裡有火時，易引發咽喉腫痛，伴有舌紅、舌苔黃等症狀。

還有，心經循行路線經過肺（其直者，復從心系卻上肺），所以，當心情不暢、心火亢盛時，往往容易導致肺氣衰弱。

心經的易堵點

❶ 「蝴蝶袖」

　　年過四十歲，當舉起手臂做敬禮的動作時，有的人會在上臂下方開始出現懸垂肌肉。用拇指和食指從腋下開始，向肘關節方向捏揉這一條「脫離組織」的肌肉時，會有捏棉絮的感覺，甚至感覺還有疙疙瘩瘩的脂肪顆粒，用力撚搓，疼痛難忍。

　　這條鬆弛的肌肉俗稱「蝴蝶袖」，是人心臟供血不足，氣血、營養不能及時布散，廢物得不到及時排出而堆積在此的表現。如果每天持續撚搓（搓麻將的動作）每側各 5 分鐘，每日 2 次，可以促進局部的血液循環；持續數月，鬆弛的肌肉會變結實，心臟供血就會順暢，胸悶氣短的現象也會隨之消失。

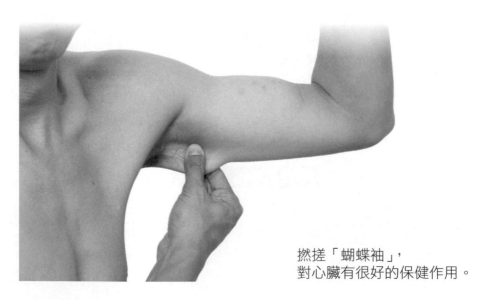

撚搓「蝴蝶袖」，
對心臟有很好的保健作用。

❷ 少海穴

屈肘，在肘橫紋內端與肱骨內上髁連線中點處，就是少海穴。將拇指指肚放在此穴上，以最小半徑旋轉，逐漸加力點揉，多數人會痛不可摸。如果沒有感覺，就要持續撚搓上臂的「蝴蝶袖」，再探查少海穴，就會得氣。

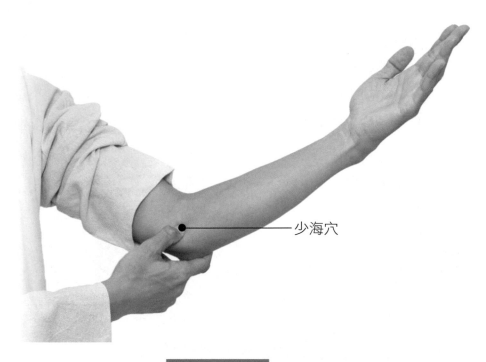

————少海穴

心經易堵點 少海穴

❸ 腕部四穴

　　掌心向上，在腕部找到小指側腕屈肌腱橈側凹陷處，從遠端至近端 1.5 寸的距離，分別是神門、陰郄、通里、靈道四個穴位。

　　心經共有九個穴位，在人體其他經絡上還沒有這樣短的距離分布四個穴位。它們的名字也告訴我們，這是養心安神、保護心臟的要穴。

　　心臟功能正常時，點按這四個穴位只有微酸的感覺，如果心臟有發病隱患，按揉此處會有酸痛的感覺。

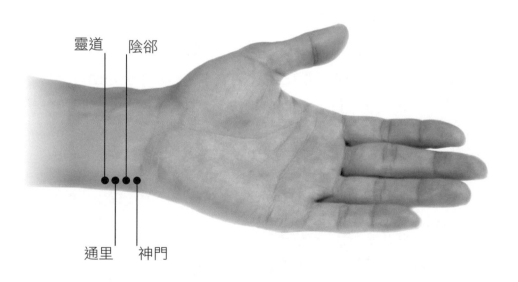

靈道　　陰郄

通里　　神門

心經易堵點 神門穴、陰郄穴、通里穴、靈道穴

探查、疏通的順序和時間

疏理心經時，捏揉雙側的「蝴蝶袖」，點揉少海穴、「腕部四穴」探查，在痛處按揉、疏理。

每個位置 2 ～ 3 分鐘，每日 2 ～ 3 次。

疏通心經的益處

❶ 消除「蝴蝶袖」，能夠緩解心臟供血不足的問題

我母親心臟供血不足多年，上手臂內側「蝴蝶袖」現象比較嚴重，甚至能看見裡面脂肪顆粒的輪廓。我為她調理時，輕輕用點力撚搓，她已經忍受不住。後來我不在她身邊時，要她每天中午自己捏揉 10 分鐘。兩個月後，原來鬆弛的肌肉居然有了一些彈性，母親心慌氣短的現象也減少了很多。

我告訴母親，心慌氣短的情況消失當然是一個好現象，但是，從長遠來看，消除「蝴蝶袖」，以避免心臟發生緊急情況，才是最重要的。

❷ 長按少海穴，讓心臟供血充足

有一次，我為一位四十二歲的朋友把脈，其脈象顯示左寸心脈有些弱，於是我用手捏揉其左上臂的心經易堵點──「蝴蝶袖」，沒有鬆弛的感覺；再按其少海穴，仍沒有任何感覺，這表示不是經絡通不通暢的問題，而是氣血不足的表現。於是我告訴他：「你供血不足了。」沒想到他很驚訝，原來前幾天一位老中醫也是這麼跟他說的。他問：「為什麼中醫都說我心供血不足呢？我並沒有心臟不適的感覺啊？」我回答：「脈象、經絡等信號，都提示你的心臟有問題，但問題不大。」隨後，我給他按揉少海穴 10 分鐘，少海穴漸漸出現酸痛感，這代表氣血慢慢活躍起來了。

❸ 關鍵在於遇事要「放得下、看得開」

中醫認為，心的主要功能是主神明、主血脈。《黃帝內經‧素問‧靈蘭祕典論》中說：「心者，君主之官也，神明出焉……故主明則下安，以此養生則壽，歿世不殆，以為天下則大昌。主不明則十二官危……以此養生則殃，以為天下者其宗大危，戒之戒之！」

這段話的意思是，心為君主之官，心的生理功能正常，則人體其他各臟腑的功能才能正常；若心有了病變，君主之官的作用不能正常發揮，其他臟腑失去主宰，則會功能失調，種種病變隨之產生。

所以，在中醫看來，健康的前提是：心是虛的、空的、明的。佛家講「空」，道家講「虛其心，實其腹，弱其志，強其骨」，《尚書》

中說「滿招損，謙受益」。「虛」也好，「空」也罷，都要求我們遇事要「放下、看開」，要活在當下，不要總是活在過去的記憶中，更不能不切實際地妄想未來。

　　當下，成年人的病不容易治療，可能與心事太重、焦慮太多有關吧。

疏通小腸經

保護心臟，改善頸肩疾患

小腸經的循行路線

　　關於小腸經的循行路線，《黃帝內經·靈樞·經脈》是這麼講的：

　　(1) 小腸經從小指外側（掌心向下姿態）末端開始，沿手掌的側面，向上經過腕部，出腕部小指側的凸起骨頭，直上沿尺骨（手臂小指一側的骨頭）的下邊（小腸手太陽之脈，起於小指之端，循手外側上腕，出踝中，直上循臂骨下廉）；

　　(2) 向上過肘內側肱骨內上髁和尺骨鷹嘴之間的縫隙，向上沿上臂內側後緣（出肘內側兩筋之間，上循臑外後廉）；

　　(3) 向上至肩關節部，繞肩胛骨，交會到肩上（出肩解，繞肩胛，交肩上）；

　　(4) 進入缺盆，聯絡於心，沿食道，通過膈肌，到胃，屬於小腸（入缺盆，絡心，循咽，下膈，抵胃，屬小腸）；

　　(5) 從鎖骨上窩的分支，上行沿頸旁，向上經過面頰，到外眼角，彎向後，進入耳中（其支者，從缺盆循頸上頰，至目銳眥，卻入耳中）；

　　(6) 從面頰部的分支，上向顴骨，靠鼻旁，到內眼角，接膀胱經（其支者，別頰、上䪼，抵鼻，至目內眥，斜絡於顴）；

　　(7) 小腸與胃經的下巨虛脈氣相通。

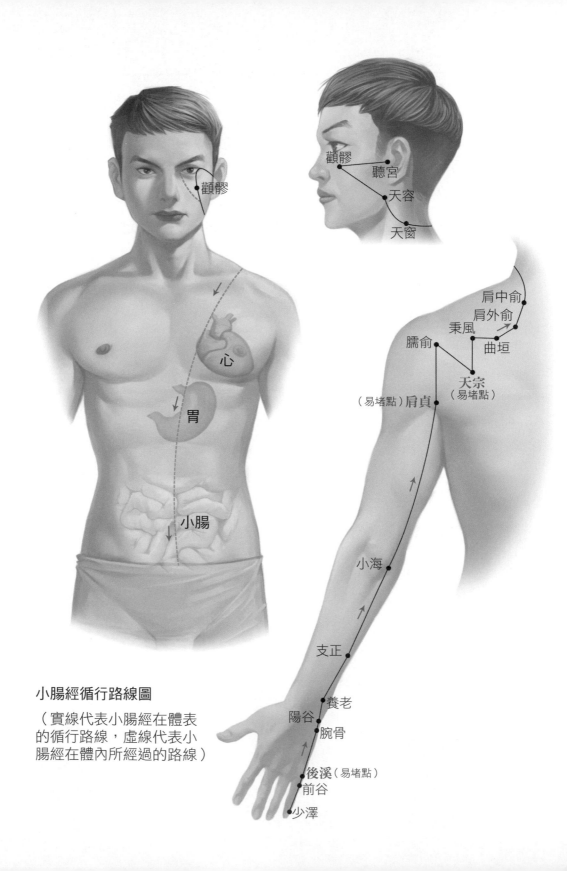

顴髎

顴髎
聽宮
天容
天窗

肩中俞
肩外俞
秉風
曲垣
臑俞
天宗
（易堵點）

（易堵點）肩貞

小海

支正

養老
陽谷
腕骨
後溪（易堵點）
前谷
少澤

心
胃
小腸

小腸經循行路線圖

（實線代表小腸經在體表
的循行路線，虛線代表小
腸經在體內所經過的路線）

根據「經脈所過，主治所及」的原則，從以上小腸經在身體內外的走向，我們可以得知哪些毛病是與小腸經有關係的。

比如，小腸經經過肩胛骨以及肩頸部（**出肩解，繞肩胛，交肩上**），小腸經的氣血正常可以確保肩部功能的正常。如果小腸經有寒，「寒主凝滯」，肩部的肌肉氣血供應不足，肩頸部會發硬變僵，時間久了會有疼痛感。人們常將此與頸椎病混為一談，其實這是小腸經的寒氣在作怪。

小腸經的易堵點

① 肩貞穴

　　肩貞穴位於臂內收時的肩關節後方，腋後皺襞上 1 寸處。有的人在這裡有結節，點揉時要忍住疼痛，持續 3 ～ 5 分鐘，3 ～ 5 日後結節消散。

　　如果此處持續不通，將逐漸影響局部的氣血布散，久而久之會引發頸肩痛，因此肩貞穴是治療肩部疼痛的首選穴位。

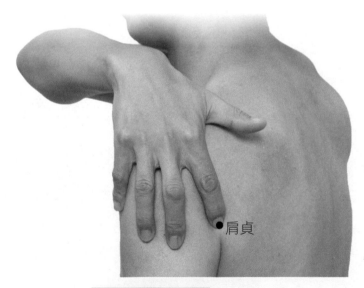

　　　　　●肩貞

小腸經易堵點　肩貞穴

❷ 天宗穴

天宗穴位於肩胛骨（肩胛骨是一塊三角形的骨頭，輪廓清晰）岡下窩中央。

用食指或中指點揉此穴時會有強烈痛感，並向四周發散。持續幾次後，痛感會減輕。

當下，很多人貪食寒涼之品，小腸經容易積寒，而在天宗穴拔罐是排解小腸經寒氣的最好方式。每次留罐 10 分鐘，如果顏色黑紫，代表小腸經有寒氣，不可能一次清理乾淨，第二天繼續拔，拔兩天停一天，至罐痕顏色消退為止。

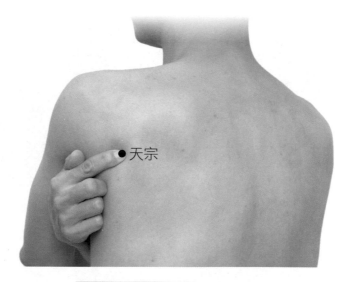

天宗

小腸經易堵點 天宗穴

③ 後溪穴

後溪穴位於小指掌指關節後，掌橫紋頭赤白肉際處。

用另一手食指點揉，如果沒有痛感，代表氣血堵在上面。將天宗穴和肩貞穴管理好，後溪穴自會得氣。

在疏理後溪穴時，可將小指掌指關節放在桌子邊緣，以此來硌後溪穴，邊硌邊小幅度晃動，痛感會非常明顯。

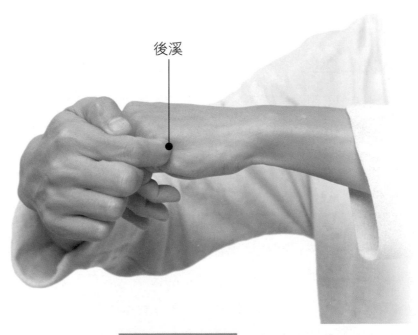

後溪

小腸經易堵點　後溪穴

探查、疏通的順序和時間

疏理小腸經時，點揉、探查雙側天宗穴、肩貞穴、後溪穴，在痛處按揉、疏理。

每個位置 2～3 分鐘，每日 2～3 次。

疏通小腸經的益處

❶ 點揉小腸經的後溪穴，能夠解決頸肩僵硬的問題

有一次，陪朋友去喝茶，茶舍的老闆向我求助說：「肩部兩側的肌肉僵硬痠痛，很長時間了，特別難受。」當時，我的座位離他有點遠，而且我喜歡將方法教給別人，讓患者自己動手調理，如果效果顯現，則實現了我「求醫不如求己」的初衷；如果有人能借此機會開始親近中醫，我會有更大的成就感。

他描述的部位正好在小腸經上，於是我為他示範如何疏理小腸經易堵點——後溪穴。我讓他將雙手的後溪穴放在茶台的邊緣，同時小幅度旋轉，用茶台邊緣的稜角來硌。開始時他沒有反應，大約半分鐘後，他的雙側後溪穴刺痛。又持續了大約 3 分鐘，後溪穴痛感明顯下降。然後，他活動了一下雙側肩關節，發現輕鬆很多。

還有一個例子，某年夏天，一位南方朋友來北京出差，住酒店

時被空調的風吹到了，早晨起來後脖子不能向左轉，疼得齜牙咧嘴。為此，我先尋找「落枕穴」（屬經外奇穴，位於手背部第二、三掌骨之間，落枕時仔細按揉此處會有痛點，但在患側或非患側尚不一定），剛開始按揉時，他就直呼疼痛，5分鐘後痛感漸漸消失，脖子好很多，但還有痛感。於是我按揉他的左側後溪穴，結果疼痛異常，讓他自己用右手食指按揉，邊按邊轉脖子，我則用掌根幫他按揉天宗穴，不到10分鐘，脖子已經可以順利轉動了。

很多朋友覺得經絡神奇，肩部的問題竟然要揉手，那是因為我們不瞭解它們之間的關聯。其實，我們的身體會自己調理，只要把開關撥動就好了。

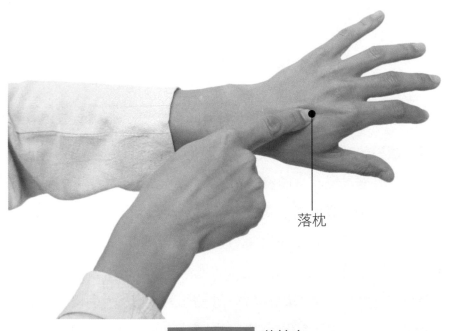

落枕

經外奇穴 落枕穴

❷ 在天宗穴拔罐、艾灸關元穴，能夠緩解受寒後肩膀疼痛及活動受限的問題

有一年冬天，天寒地凍，一位四十多歲、身材魁梧的男性友人，左肩膀莫名疼痛，活動受限。我見他頸肩部肌肉僵硬，便問他是不是很久沒感冒了。他自豪地說：「二十多年了！上大學的時候看《馬寅初傳記》，發現這位百歲的長壽老人每天洗冷水澡，二十多年來持續仿效。而後留學英國，飲食上也是以寒涼為主，從此再無感冒。」

我沒有講話，讓他趴在診床上，然後在他的左側天宗穴上拔罐，留罐 10 分鐘後，出現顏色黑紫、發亮的罐痕，這表示體內寒氣很重。我拍了照片給他看，並對他說：「當外邪侵襲身體的時候，人體之正氣要抗邪，在這個過程中會有病理廢物出現。正氣足，對抗得厲害，代謝產物（致熱源）就越多，就會出現發燒、肌肉痠痛的症狀；如果正氣不足，外邪侵襲無力對抗，身體就不會出現『病態』。因此，長期不感冒不見得身體真的好。當然，也有人保養得好，不會感冒。」

我繼續對他說：「你長期洗冷水澡、飲食寒涼，寒氣在體內積聚過多，所以外邪侵襲時身體沒有反應，這是你二十幾年不感冒的真實原因，黑紫色的罐痕就是證據。你回去後，每天在天宗穴拔罐，同時晨起艾灸關元穴（小腸經的募穴），提升小腸經的溫度，直到小腹在艾灸後馬上變暖。」

他回去持續了一週，罐痕消失、小腹溫熱，肩部活動恢復正常。之後，他感冒了一次，我告訴他這是身體正氣恢復的表現。

　　在這個案例中，我一直沒有按揉他的肩部肌肉，而是透過對天宗穴拔罐來驅逐小腸經寒氣，以艾灸關元穴來增加小腸經的熱度，雙管齊下，使氣血自己布散到肩頸部，於是肩部柔軟了，關節活動得以恢復。

疏通大腸經

讓人體排泄正常

大腸經的循行路線

關於大腸經的循行路線，《黃帝內經・靈樞・經脈》是這麼講的：

(1) 大腸經從食指末端（靠拇指一側）開始，沿食指橈側緣，經過第一、二掌骨間（大腸手陽明之脈，起於大指次指之端，循指上廉，出合谷兩骨之間）；

(2) 進入腕部兩筋——拇指伸屈肌腱之間，沿前臂外側——橈骨邊緣（上入兩筋之間，循臂上廉）；

(3) 進入肘外側，經上臂外側，肱骨的內側緣（入肘外廉，上臑外前廉）；

(4) 沿三角肌內側上肩，出肩峰部前緣，向上交會到脊柱（督脈）的大椎穴（上肩，出髃骨之前廉，上出於柱骨之會上）；

(5) 下入缺盆——鎖骨上窩（下入缺盆）；

(6) 聯絡於肺，通過膈肌，進入大腸（絡肺，下膈，屬大腸）；

(7) 從鎖骨上窩的分支，上行頸旁，通過面頰，進入下排牙，還出口唇，交會人中（其支者，從缺盆上頸貫頰，入下齒中，還出挾口，交人中）；

(8) 左邊的大腸經向右，右邊的大腸經向左，向上夾鼻孔旁，接胃經（左之右，右之左，上挾鼻孔）。

(9) 大腸經與足陽明胃經的上巨虛脈氣相通。

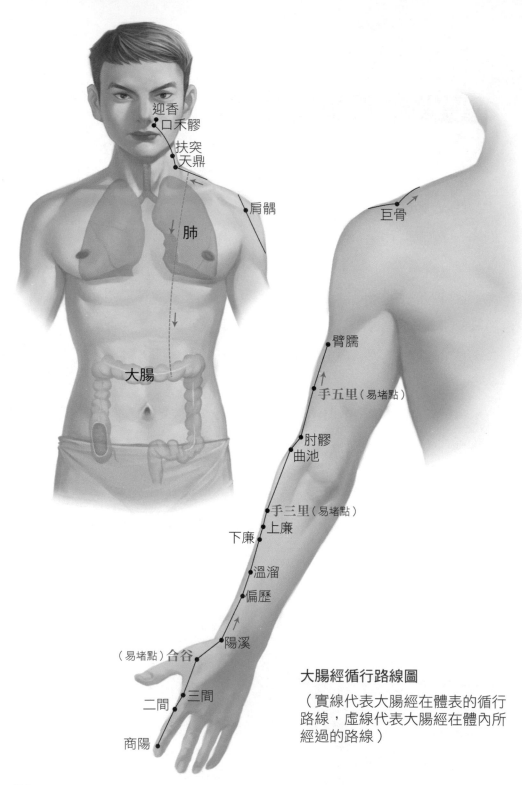

迎香
口禾髎
扶突
天鼎
肩髃
肺
大腸
巨骨
臂臑
手五里（易堵點）
肘髎
曲池
手三里（易堵點）
上廉
下廉
溫溜
偏歷
陽溪
（易堵點）合谷
三間
二間
商陽

大腸經循行路線圖

（實線代表大腸經在體表的循行路線，虛線代表大腸經在體內所經過的路線）

根據「經脈所過，主治所及」的原則，從以上大腸經在身體內外的走向，我們可以得知哪些毛病是與大腸經有關係的。

比如，大腸經在頸部走正中線旁開 3 寸（四指寬）路線，這個位置經過甲狀腺（從缺盆上頸貫頰，入下齒中）。

甲狀腺結節的病人現在很常見，疏通大腸經會有幫助。已故針灸大師「金針」王樂亭擅長用金針，從上臂大腸經的肘髎穴透刺臂臑穴治療「癭瘤瘰癧」（甲狀腺結節），就是應用「經脈所過，主治所及」的原理。

大腸經的易堵點

① 手五里穴

虎口向上，屈肘，肘橫紋頭外端向上四指寬與肱骨內側緣交叉點，就是手五里穴。

用拇指的指間關節敲擊此穴，多數人有刺痛或麻脹感。

② 手三里穴

虎口向上，屈肘，肘橫紋下 2 寸（三指寬）就是手三里穴。

用中指指間關節敲擊此穴，如痛感強烈，在經過按揉、疏理後，有的人會出痧。

③ 合谷穴

合谷穴位於第二掌骨靠拇指一側的中點處（食指的掌指關節與食指延長線和拇指延長線交會處）。

用另一隻手的拇指指尖點揉此穴，以最小半徑旋轉，向下垂直出力。你要有心理準備，可能會感到從沒有過的「酸爽」。

如果沒感覺，就先疏理上面的手五里穴和手三里穴，之後合谷穴自然會得氣了。

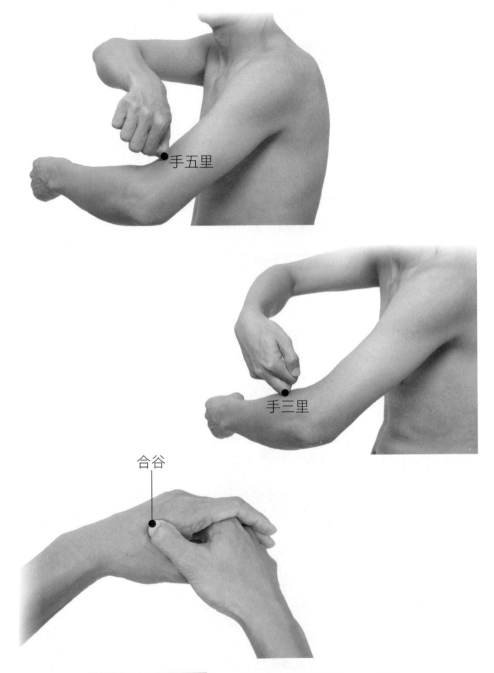

手五里

手三里

合谷

大腸經易堵點 手五里穴、手三里穴、合谷穴

探查、疏通的順序和時間

疏理大腸經時，先敲揉雙側手五里穴、手三里穴，點按合谷穴探查，在痛處按揉、疏理。

每個位置 2 ～ 3 分鐘，每日 2 ～ 3 次。

疏通大腸經的益處

① 疏通手三里穴，能夠緩解胃腸感冒症狀

記得 2008 年夏天去廣州出差，當地的一位朋友和我聊得很晚才回家，當他第二天 7 點多來酒店接我辦事時一臉倦容。原來他昨晚回去沖完澡，在身子還沒乾時就吹了空調，同時又吃了兩塊冰鎮西瓜解渴，結果從凌晨 3 點多一直到早晨 6 點，去了五趟廁所，而且還有點兒低燒。這是內外受寒所致的腸道感冒。

於是，我為他按揉手三里穴，左右兩側各疏理了 10 分鐘，都出現了出痧現象。隨後，他出了一身微汗，額頭溫度降了下來，肚子也不痛了。經絡的神奇，讓他吃驚不已。

平時沒事多去疏通大腸經，可以調理腹瀉，還可以調理便祕。

❷ 大便有問題，盡量不要依靠外力

《黃帝內經・素問・靈蘭祕典論》中說：「大腸者，傳道之官，變化出焉。」意思是人體內大腸是負責傳化、運輸和暫時貯存五穀的糟粕及濁氣，使之轉化為有形的糞便，正常排出體外的。如果大腸傳導功能正常，小腸消化後的殘渣在大腸停留發酵的時間和溫度正合適，於是「化腐朽為神奇」，不僅保持腸道通暢，還可以促進腎精的產生。

如果大腸傳導功能異常，糞便在體內存放過久，有害菌群多於有益菌群，不僅不能產生精華物質，反而會產生大量有害物質，這樣對機體的傷害就嚴重了。所以，漢代哲學家王充在《論衡》中說：「欲得長生，腸中常清。」

對於便祕的治療，人們喜歡借助外力，比如瀉藥、益生菌、優酪乳、大量吃水果等方式。其實，人體糟粕有一定的存留時間，而按時將它們排解出去，這是腸道本來就有的能力，所以一旦便祕，應該想著恢復腸道的功能，而不是主要依靠瀉下的方法被動排便。

外力只是暫時應用，長期依賴是靠不住的，構建自身腸道環境的正常才是王道。

❸ 推腹法可以解決受寒後腹瀉的問題

大腸與肺是表裡關係，人們感冒發燒時常有便祕情況出現，道理就在此。讓我深有體會的是 2008 年夏天的一個晚上，睡前無意中

推腹，推了 5～6 下後，在自己右下腹臍旁 4 寸的大橫穴附近，也就是升結腸與橫結腸交會處附近，推出一個包塊，而且隨著手的動作，出現了咕嚕咕嚕的水聲，繼而有嘩嘩的水聲，於是我就在此用力推揉，大約 10 分鐘的樣子，突然全身大汗淋漓，這時手下的包塊隨之消失，心情瞬間舒暢。我猛然想起，原來，晚上吃了幾塊冰西瓜，一定是腸道沒有充分吸收而在體內存留一些廢水，經過推揉，大腸裡的水透過與肺相連的通道，從皮膚排泄了出去。

———————●———————

實踐出真知，透過對十二經絡循行路線的簡單解讀，隨處可以證明經絡是我們中國人的「人體解剖學」。熟知經絡，可以瞭解人體生理結構和功能，明瞭病理的反映與變化。

很多人不相信身體的本能，以為身體出現了任何不適都必須依靠外力的幫助才能解決。其實，如果我們放下目的和企圖心，運用經絡體檢法重建身體內在的和諧，「奇蹟」就會發生。

╲ 後 記

願人人身心都有大福報

　　賈海忠老師說過：「當今時代，瞭解中醫、學習中醫、應用中醫的人，都是有大福報的。」對於這句話，我有深刻的體會和感受。

　　做為回報，我願意將十年來學習中醫、踐行中醫、感悟中醫後的一些體會總結出來，分享給每一位剛剛親近中醫、學習中醫的朋友。

賈海忠原為北京中日友好醫院中西醫結合科主任，
2016 年 7 月離開醫院創辦中醫診所。

BH0047

人體經絡自癒手冊
徒手疏通易堵穴位，輕鬆調理百病

作　　者｜路新宇
責任編輯｜于芝峰
協力編輯｜洪禎璐
內頁設計｜劉好音
封面設計｜比比司設計工作室

發 行 人｜蘇拾平
總 編 輯｜于芝峰
副總編輯｜田哲榮
業務發行｜王綬晨、邱紹溢
行銷企劃｜陳詩婷

出　　版｜橡實文化 ACORN Publishing
　　　　　臺北市 105 松山區復興北路 333 號 11 樓之 4
　　　　　電話：（02）2718-2001　傳真：（02）2719-1308
　　　　　網址：www.acornbooks.com.tw
　　　　　E-mail 信箱：acorn@andbooks.com.tw

發　　行｜大雁出版基地
　　　　　臺北市 105 松山區復興北路 333 號 11 樓之 4
　　　　　電話：（02）2718-2001　傳真：（02）2718-1258
　　　　　讀者服務信箱：andbooks@andbooks.com.tw
　　　　　劃撥帳號：19983379　戶名：大雁文化事業股份有限公司

印　　刷｜中原造像股份有限公司
初版一刷｜2019 年 7 月
初版五刷｜2022 年 3 月
定　　價｜420 元
Ｉ Ｓ Ｂ Ｎ｜978-986-5401-00-9

國家圖書館出版品預行編目（CIP）資料

人體經絡自癒手冊：徒手疏通易堵穴
位，輕鬆調理百病／路新宇作．－初
版．－臺北市：橡實文化出版：大雁
出版基地發行，2019.07
320 面；23*17 公分
ISBN 978-986-5401-00-9（平裝）
1. 按摩　2. 指壓

413.92　　　　　　　　　108011278